坐月子
护理大全

陈 科◎编著

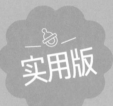

实用版

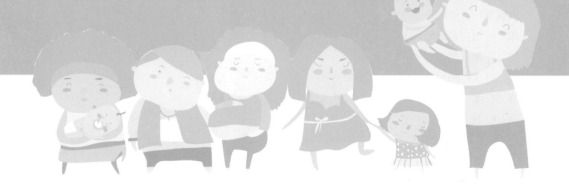

中国轻工业出版社

图书在版编目（CIP）数据

坐月子护理大全实用版 / 陈科编著. —北京：中国轻
工业出版社，2022.5

ISBN 978-7-5184-3876-1

Ⅰ．①坐…　Ⅱ．①陈…　Ⅲ．①产褥期—妇幼保
健—基本知识 ②新生儿—护理—基本知识　Ⅳ．① R714.6
② R174

中国版本图书馆 CIP 数据核字（2022）第 021852 号

责任编辑：关　冲　付　佳　　责任终审：高惠京　　整体设计：锋尚设计
策划编辑：付　佳　　　　　　责任校对：宋绿叶　　责任监印：张京华

出版发行：中国轻工业出版社（北京东长安街6号，邮编：100740）

印　　刷：艺堂印刷（天津）有限公司

经　　销：各地新华书店

版　　次：2022年5月第1版第1次印刷

开　　本：710×1000　1/16　印张：14

字　　数：200千字

书　　号：ISBN 978-7-5184-3876-1　定价：49.80元

邮购电话：010-65241695

发行电话：010-85119835　传真：85113293

网　　址：http://www.chlip.com.cn

Email：club@chlip.com.cn

如发现图书残缺请与我社邮购联系调换

200326S3X101ZBW

五星级妈妈驾到

　　时光飞逝，日月如梭。转眼间，平时在家被宠得像个公主一样的女儿，在结婚、怀孕后，也开始迎接人生的另一个角色——新妈妈。

　　当下生活水平较过去有很大提高，新妈妈在衣食起居方面都是五星级的待遇。因此，宝宝出生后，新妈妈也享有五星级的月子生活，家人对其关怀可谓无微不至。

　　虽然如此，但是对于新妈妈本身，也应该对月子有一个科学的了解，学习一些必要的孕产知识、月子护理知识等，这样才更科学，更符合时代要求。

　　本书就是特别为第一次生产又有高要求的新妈妈而准备的，针对新妈妈特定的身体情况、特别的产后恢复期望，为新妈妈量身定做。

　　对于新妈妈的特定心理情况来说，由于很多新妈妈出生的年代正好赶上计划生育，所以大多数都是独生子女，这就让很多新妈妈在心理上还不能够很好地完成角色转换。

　　对此，我们在书中也为新妈妈支了招，帮助新妈妈消除心理问题，平稳地度过角色转换期。

　　除了心理健康和月子知识储备，新妈妈在月子中的饮食调养也很重要。对于喜欢美味又担心身材发福的新妈妈来说，一些营养均衡又味道鲜美的月子餐，一定能够让新妈妈满意。

　　本书还为爱美的新妈妈准备了一些时尚健身法，包括瑜伽、普拉提、水中健身等，它们都可以帮助新妈妈恢复美丽线条。

　　解决了身材问题，我们还要帮助新妈妈恢复美丽容颜。本书特别为新妈妈开设了美容靓颜课，帮助新妈妈解决色斑、痤疮、妊娠纹等一系列美容问题，帮助新妈妈美美地坐个月子。

当然，新妈妈除了要照顾好自己，也要让宝宝过上五星级生活。对于照顾宝宝，新妈妈就更该用爱来诠释了。为了让宝宝吃得好、睡得香、长得壮，新妈妈应该多学习一些照顾宝宝的知识，以便宝宝健康成长。

另外一位家庭成员——新爸爸，在这个时刻也要出一份力，为新妈妈多分担家务，帮助新妈妈照顾宝宝，做新妈妈的强力后盾。本书特别为新爸爸介绍了照顾月子的种种方法。

既然90后五星级新妈妈已经驾到，新妈妈自己和家人就应该共同度过这一特殊时期。月子对新妈妈非常重要，恢复得好可以让新妈妈比以前更健康、更美丽。

祝所有的新妈妈能过好自己的五星级月子！

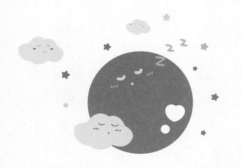

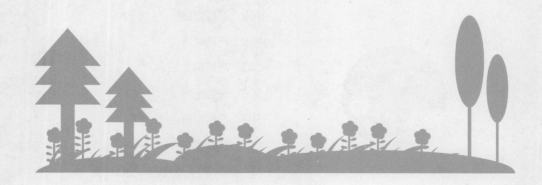

Part 1

关于坐月子，
你必须知道的

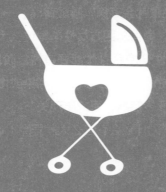

到底要不要坐月子

月子，实际上就是医学上指的产褥期。主要指从分娩结束到产妇身体恢复至孕前状态的一段时间。在正常妊娠分娩过程中，胎儿及胎盘娩出以后，子宫慢慢恢复，胎盘剥离的创面完全愈合大概需要6周时间。

因此，我们就把月子定到产后的6周，也就是说从胎儿娩出到产后的6周这段时间叫产褥期，民间俗称"月子"。严格说来，坐月子的时间应该是6周，而不是我们传统上认为的一个月。

关于坐月子，为什么东西方差异这么大

新妈妈对于月子的认知，一般来自婆婆或者妈妈的讲解：宝宝出生后，新妈妈就要蜗居在屋子里头，不能接触凉水，不能吹风，不能出门，不能洗头，不能刷牙……

但外国的新妈妈，生了宝宝后并不这样。她们几乎不坐月子，产后两三天就该干什么干什么了，比如上班、外出、游泳……

长辈们说："月子坐不好，就会落下一身病，到年老的时候就会显露出来。"有经验的姐妹甚至还说："不注意就会落病，腰酸背痛、一碰凉水关节就痛……"

这就奇怪了，同样是人，为何东西方女性差异这么大？

其实，不管东西方，女性分娩后身体都要有恢复阶段，如子宫恢复需要6～8周。在子宫没有完全恢复时游泳，容易造成细菌感染或慢性盆腔炎，而且分娩后抵抗力下降，新陈代谢快，出汗多容易着凉或出现关节痛。

但是，东西方女性坐月子为什么会有这么大差异呢？这个问题有多方面的原因。

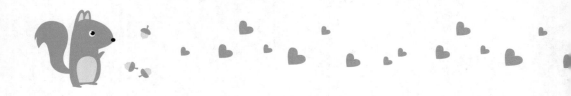

1 观念
差别

西方人认为，生宝宝是个正常的生理过程，并不是生病，因此无须兴师动众。而我国中医学认为，女性的身体经历了生产时的用力和出血，体力损耗，身体处于气血两亏的状态，因此，需要6～8周的时间调养身体。

2 饮食
习惯
差别

外国女性长期吃生冷食物，这让她们的身体已经适应了生冷食物，因此，产后喝冰水也可以接受。

而我国饮食文化讲究热食，养生也是茶和汤，如果产后突然接触冰冷的食物和水，肯定会引起不适。

3 体育
锻炼

外国的女性多有良好的运动习惯，所以体质比我国女性要好很多。而且，国外的产前培训也会教准妈妈活动、锻炼，让准妈妈以最好的身体素质迎接宝宝的到来。我国在这方面的培训工作还不够完善。

4 医生
指导

西方国家的医生都会特别详细地指导新妈妈，内容大致包括以下方面：

- 告诉新妈妈产后自己身体所发生的各种情况，包括一些异常征象，比如出血、发热、宫缩痛等，让新妈妈知道在什么情况下应该来看医生。
- 告诉新妈妈关于性生活和避孕的问题。
- 告诉新妈妈关于营养的问题。
- 告诉新妈妈照顾宝宝的一些问题，比如，如何进行母乳喂养及观察新生儿黄疸等问题。
- 告诉新妈妈宝宝的免疫及预防接种问题。
- 告诉新妈妈宝宝的生长和发育等问题。

因此，鉴于东西方文化、生活习惯的差别，请新妈妈还是选择科学的方法来进行中国式的产后保养——坐月子，这样对身体更好。

为什么要坐月子

在坐月子的过程当中，实际上是新妈妈整个生殖系统恢复的一个过程。恢复得不好，会影响新妈妈的身体健康。

如果你是一个幸运的新妈妈，在坐月子期间得到家人的照顾，得到新爸爸的体贴，通过整个月子期的调养，你的身体可能会更快恢复。

要知道，女人一生中有三次改变体质的机会：青春期、月子期及更年期，其中以月子期体质变化最大，所以此时调整体质的效果也比较明显。

新妈妈坐月子是一件很重要的事，不只是为了母亲个人的保健，更是为了全家人的幸福！月子坐得好，妈妈身体能得到较好的调养，分泌出丰沛的乳汁，通过哺乳打造亲密的亲子关系，帮助宝宝快速适应子宫外的生活。

如果月子坐得不好，其不良影响将伴随妈妈终生。

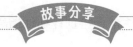

故事分享

新妈妈雯雯讲述了自己的亲身经历。

她时常觉得腰痛，活动受限不能自如弯腰，拾东西必须蹲下。去医院做检查后，医生说她是产后扩张的骨盆恢复不太好，有点错位，腰部肌肉、韧带松弛，导致腰部活动受限及疼痛感。这是产后的常见病，产后没休息好和缺乏锻炼是主要原因。

"我从来没有意识到产后还会有这样的影响，之前我对那些动辄就把自己的一些小毛病归结于生宝宝之过的说法相当鄙视。现在回想起来月子里我确实没有休息好"，雯雯回忆说。

她还回忆说："在月子里，除了不洗衣服、不做饭外，宝宝的事都是我亲自出马的，比如洗澡、换尿布、泡奶粉、哄睡觉等，我都是自己动手。一方面我觉得自己是妈妈应该承担，另一方面总觉得别人做自己不放心，所以宝宝的一切都是自己动手。"

雯雯说："我在月子里休息得不好，宝宝睡觉时我会跟着躺一躺，可月子里的宝宝偏偏白天不爱睡觉，所以我也睡得极少。晚上要起来好几次喂奶，老公认为外国女人都不用坐月子，我坐月子也没多特殊，所以也不会在夜里主动起来帮忙。虽然朋友们一再告诫我月子里一定不能太弯腰，一定要多躺躺，可是我还是大意了。"

所以雯雯现在总是浑身酸痛，腰会酸，手臂也乏力。医生说："坐月子应该被新妈妈重视，因为生产对于新妈妈的身体会造成很大的损伤"。

科学坐月子基本注意事项

1 保证吃好、休息好：由于分娩会造成产妇身心极度劳累，所以分娩后要注意休息。月子期应吃些营养高且易消化的食物，同时要多喝水。月子里和哺乳期都应吃高营养、高热量、易消化的食物，以促使身体迅速恢复及保证乳量充足。

2 尽早下床活动：一般情况下，经阴道正常分娩的产妇在生产第二天就应当下床走动。但应注意不要受凉并避免冷风直吹。也可以在医护人员指导下，每天做一些简单的锻炼或产后体操，有利于身体恢复。产后一个星期，可以做些轻微的家务活，如擦桌子、扫地等，但持续时间不宜过长，更不可干较重的体力活，否则易诱发子宫出血及子宫脱垂。

3 注意个人卫生：月子里产妇的会阴部分泌物较多，每天应用温开水或1：5000高锰酸钾溶液清洗外阴部。勤换护垫并保持会阴部清洁和干燥。产后由于出汗多，要经常洗头、洗脚、勤换内衣裤，保持肌肤的清洁。

洗澡以淋浴为宜，以免脏水流入阴道发生感染。坐月子期间，进食次数较多，吃的东西也较多，如不注意漱口刷牙，容易使口腔内细菌繁殖，发生口腔疾病。过

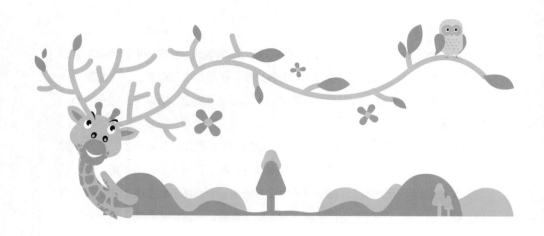

去，有不少女性信奉"老规矩"——坐月子里不能刷牙，结果坐一次月子毁了一口牙。产妇每天应刷牙一两次，可选用软毛牙刷轻轻刷动。每次吃完东西后，应当用温开水漱漱口。

④ **尽早哺乳**：分娩后乳房充血膨胀明显，尽早哺乳有利于刺激乳汁分泌。一般情况下，顺产半小时内就可以哺乳，以顺利开奶。早哺乳还能促进子宫收缩、复原。哺乳前后，产妇要注意保持双手的清洁以及乳头、乳房的清洁卫生，防止发生乳腺感染和新生儿肠道感染。

⑤ **合理安排产后性生活**：产后42天以内，由于子宫内的创面尚未完全修复，所以要绝对禁止性生活。如果为了一时之欢而忘了"戒严令"，很容易造成产褥期感染，甚至引发慢性盆腔炎等不良后果。恶露干净较早的产妇，在恢复性生活时一定要采取可靠的避孕措施，因为产褥期受孕也是常见的事，应引起重视。

⑥ **重视产后检查**：产后42天左右，产褥期将结束，产妇应到医院做一次产后检查，以了解身体的恢复状况。万一有异常情况，可以及时得到医生的指导和治疗。

⑦ **不要吹风、受凉**：如果室内温度过高，可以适当使用空调，室温一般以24～26℃为宜，但应注意空调的风不可以直吹产妇。在空调房里应穿长袖衣和长裤，最好穿一双薄袜。产妇坐月子期间不可碰冷水，以防受凉或引起关节酸痛。

新妈妈的身体变化

新妈妈除了心理上发生了巨大的转变外，身体也在发生着巨大的变化。有很多新妈妈都会有这样的担心，觉得生理上的变化会使自己变老，甚至影响以后的夫妻生活。

这些担心完全没有必要。只要经过合理调养，大多数新妈妈都能恢复到以前的状态。

本书会帮你揭开身体变化的谜团，让你由内而外清楚地了解自己身体的变化，并且给出相应的恢复建议，让你坐个安心的月子。

子宫的变化

有些新妈妈认为：在宝宝出生后不久，子宫就会像气球泄气那样恢复如初。这是完全不正确的，子宫恢复如初至少要经过6周的时间。

在怀孕前，子宫只有鸭梨般大小，重50克，体积7厘米×4.5厘米×3.5厘米。宝宝快要出生的时候，子宫重1000克（增加了20倍），容量是5000毫升。这时的子宫长35厘米，宽25厘米，厚2.2厘米，子宫会随着宝宝的生长而变大。

分娩一结束，子宫和阴道等性器官的变化是最明显的。分娩开始时，为了将宝宝生出来，子宫会加速收缩，而这种收缩，即使在分娩结束之后也是不会马上停止的。此时的子宫收缩主要是为了防止发生大出血以及促进恶露排出。

子宫在产后1周，会缩小至约妊娠12周大小；产后第10天，正常情况下在腹部就摸不到子宫底了；到了产后6周，子宫会恢复到孕前大小。

子宫不仅在外形上逐渐缩小，其重量也随之逐渐减少。刚分娩后，子宫的重量大约是1000克。到了产后1周，其重量约为500克；产后2周，其重量约为300克；而到了产后6周，则恢复到50克。

在胎盘排出后，子宫胎盘附着面会立即缩小一半，出血逐渐减少至停止，创面表层因缺血坏死脱落，随恶露自阴道排出。恶露的排出会持续3~4周。

小贴士

恶露是什么

讲到这里，相信有很多的新妈妈会问什么是"恶露"呢？

恶露实际上也是子宫变化中的一个过程。宝宝出生后，胎盘也随之娩出。之后，阴道会排出一些棕红色的液体，其中含有血液、坏死的蜕膜组织、细菌及黏液等，这些东西就是"恶露"。

一般情况下，在产后的3～4天为血性恶露。这时的恶露流量较多，颜色是棕红色，其中含有大量血液、小血块、坏死的蜕膜组织。4～6天为浆液性恶露，其色转淡，内含血液越来越少。7～10天之后为白色恶露，内含大量白细胞、蜕膜组织、表皮细胞及细菌等。1个月左右恶露基本停止。

正常恶露有血腥味，但是不臭，总量为500～1000毫升。如果发现血凝块很大，或产生恶臭，必须告知医生。这意味着子宫内部受到了感染，应该接受治疗。

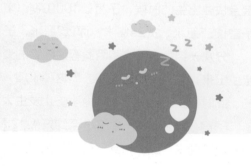

很多新妈妈也听说了产后会有阵痛，这是由于产后的子宫为了恢复到原来的大小，需要更有力地回缩，所以，在产后1周内新妈妈会感到产后宫缩的疼痛，这种宫缩的疼痛会在给宝宝哺乳时更为明显，但可以忍受。医生建议：多与宝宝肌肤接触及哺乳是促进子宫复原的最佳刺激。

如果子宫里有残留的胎盘和胎膜组织，或产后子宫收缩不良，子宫复原的速度就会放慢，这是由于：

① 胎盘或胎膜残留于子宫腔内。

② 子宫蜕膜脱落不全。

③ 合并子宫内膜炎或盆腔内炎症。

④ 子宫过度后屈，使恶露不易排出。

⑤ 合并子宫肌壁间肌瘤。

⑥ 排尿不利，膀胱过度充盈，致使子宫不能下降至盆腔。

⑦ 产妇年龄较大、健康情况差、分娩次数多或多胎妊娠。

若想子宫得到很好的恢复，新妈妈应注意做到以下几点：

① 产后应及时排尿：产后及时排尿，避免膀胱过度充盈或经常处于膨胀状态。

② 避免长期卧位：产后6～8小时，如果新妈妈已经消除疲劳，可以试着坐起来，第二天可以试着下床活动，这样有利于生理功能和体力的恢复，帮助子宫复原和恶露排出。卧床休息时尽量采取左卧或右卧的姿势，避免仰卧，以防子宫后倾。

③ 产后坚持哺乳：母乳喂养不仅非常有利于宝宝的生长发育，而且宝宝的吮吸刺激会反射性地引起子宫收缩，从而促进子宫复原。

④ 注意阴部卫生：产后要注意阴部卫生，以免引起生殖道炎症，进一步影响子宫的恢复。

外阴、阴道和骨盆的变化

① 外阴

如果是顺产的新妈妈，在分娩后外阴都会出现轻度的水肿，这些水肿会在2～3周内自行消失。如果新妈妈的会阴部有轻度裂伤或会阴有切口，一般在4～5天内愈合。如果会阴有重度裂伤或伤口感染，切口裂开会增加新妈妈的痛苦，这种情况则需要2周甚至1个月后才可痊愈。

② 阴道

阴道就是宝宝努力通过的产道，它的变化也十分巨大。

正常情况下，女性的阴道前后壁贴在一起，小阴唇覆盖着阴道口，这样就形成了一层保护屏障，使得细菌不容易进入阴道。分娩时，因为胎儿通过阴道，阴道壁被撑开，会出现肿胀并有许多细小的伤口，分娩后1~2天排尿时感到刺痛，1周后恢复。小阴唇不能覆盖阴道口，使阴道口曝露于外阴。因此，产后阴道和外阴在抵御细菌感染方面的屏障作用降低，这会使新妈妈更容易感染妇科炎症。

阴道发生的变化也是新妈妈最为担心的。很多新妈妈都十分害怕因阴道变得松弛而影响夫妻性生活，这也是很多新妈妈选择剖宫产的一大原因。

有些新妈妈有外阴裂伤或实施了会阴切开术，担心紧缩这些肌肉会导致疼痛。其实，这种担心完全是没有必要的，当用力紧缩并放松这些肌肉的时候，可增强此处的血液循环，并促进愈合。

❸ 骨盆

骨盆是支撑人体走路的核心骨骼，在怀孕期间，骨盆还需要支撑胎儿、胎盘以及扩大的子宫。怀孕4周后，身体开始分泌使韧带松弛的激素，使得关节部分变得柔软，分娩的时候因为这些物质的作用，骨盆变得松弛，让分娩过程容易。这就是新妈妈大腿根部疼痛、腰痛的原因。

新妈妈大多劳动量较少，而随着交通工具的发达，新妈妈的步行时间也越来越少，这就导致了韧带以及下半身、骨盆周围的肌肉不发达，怀孕之后骨盆会变得更松弛。如果是自然分娩，分娩之后短期内整个骨盆会变得十分不稳定。

骨盆支撑着上半身，骨盆一松弛，就要通过臀部及腰部肌肉来支撑身体，导致体形走样，发生腰痛以及肩酸等现象。另外，骨盆松弛还容易引起内脏和子宫下垂，严重时还会发生子宫脱垂。由于生产的原因，不光是骨盆，肌肉也会变得松弛，容易发生小便失禁。

严重的骨盆松弛还容易引起产后大出血。因为骨盆一旦松弛，就会发生错位，骶骨的边缘会陷入骨盆的内侧，划破子宫颈口，子宫动脉一起被划伤的情况下就会引起大出血。

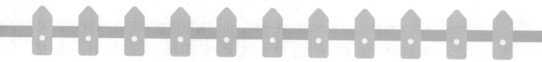

促进骨盆恢复的骨盆体操

除了通过骨盆带对骨盆进行固定外，新妈妈还可以通过练习骨盆体操来促进骨盆的恢复。

1 卧式锻炼　靠床沿仰卧，臀部放在床沿，双腿挺直伸出悬空，不要着地。双手把住床沿，以防滑下。双腿合拢，慢慢向上举起，向上身靠拢，双膝伸直。当双腿举至身躯的上方时，双手扶住双腿，使之靠向腹部，双膝保持伸直。然后慢慢放下，双腿恢复原来姿势。如此反复6次，每天做1次。

2 立式锻炼　站立，双腿微分开，收缩两侧臀部肌肉，使大腿紧密靠拢，同时让膝部向外转，然后收缩夹紧臀部，使肛门上提。每天坚持锻炼5～10分钟，可增强臀部肌肉，帮助固定骨盆。

产后身体变化问答

除了生殖器官外，还有一些身体变化让新妈妈不知所措，下面我们将针对新妈妈提出的各种疑问一一做出解答。

Q 为什么新妈妈会有尿失禁的情况呢？

A 在生产后的第一天，新妈妈大多会感觉到自己并不需要排尿。如果新妈妈的产程时间较长，或采用了会阴侧切、产钳或胎头吸引器分娩，或者实施硬膜外镇痛，这种症状就更为常见。

这是因为在生产后，膀胱肌对排尿刺激不敏感。但是随着肾脏不断排出体内多余的水分，膀胱里的尿液也会迅速增加。所以，就算是没有排尿的感觉，也应该经常去洗手间试着排出尿液。

如果膀胱里潴留过多尿液，很难控制，在去洗手间之前就会有尿液渗出。更为重要的是，膀胱会因此而过度膨胀，从而引发泌尿器官问题，这也不利于子宫收缩，进而产生更多的产后宫缩痛以及出血问题。

如果你在产后数小时仍不能自主排尿，医生会用各种办法诱导你排尿，如果不成功，会采取膀胱插入导管，帮助你排出尿液。

如果是剖宫产，通常都要插着导尿管。如果有排尿困难或尿量少等情况，需要及时告知医生或护士。

Q 新妈妈的乳房有什么变化?

A 生产后体内激素的变化会促使你的乳房开始分泌乳汁。

新妈妈们刚开始给宝宝喂奶时，会感觉乳房肿胀、有一块一块的硬块，而且很敏感，有不舒服的胀满的感觉。这就是我们所说的"涨乳"，这种情况应该在一两天内得到缓解。经常给宝宝喂奶就是最好的缓解方式。

即使不用母乳喂养宝宝，你的乳房也会开始分泌乳汁。在这段时间内，产妇可以日夜都戴上具有良好支撑作用的乳罩。另外，还可以用冰袋冷敷乳房，使血管收缩。这会缓解肿胀感，有助于抑制乳汁分泌。

事实证明用冰袋冷敷乳房，确实有很好的抑制分泌乳汁的效果。冰敷时，一定记得要用毛巾裹住冰袋，以保护你的皮肤。通常你的乳房在几周后，才会完全停止分泌乳汁。

Q 新妈妈为什么会掉头发?

A 如果新妈妈的头发在怀孕期间变得浓密，那么现在它们就会开始大把大把地脱落了。一些妈妈会在生产后1~4个月出现掉头发的情况。不过，新妈妈不要过分担心，产后掉发是可以慢慢恢复的。

这只是因为新妈妈在怀孕期间，雌激素水平增高了，减少了本来应该掉落的头发的数量。到了产后，雌激素水平降低，掉落的头发也会随之增加。这只不过是恢复到了未育前掉发的状态，所以，产后掉发是正常生理现象。

之后，新的头发会逐渐长出来，脱发也会逐渐停止，产妇的头发会在一年内恢复到正常状态。

Q 新妈妈的皮肤发生了怎样的变化？

A 在新妈妈孕育宝宝的时候，体内激素水平会发生变化。与此同时，初为人母的新妈妈也大多会感到精神紧张、身体劳累，这些都会对产妇的皮肤和产妇整个身体产生一定的影响。因此，一些皮肤本来干净、光亮的新妈妈在产后几个月会长出痤疮。

新妈妈不必担心，这些因激素变化起的痤疮都会在产后的几个月里逐渐消退。

新妈妈的肚皮在孕期也会随着子宫增大或缩小，因此在孕期会出现很明显的妊娠纹。在孕后的几个月内，妊娠纹的颜色也会逐渐变淡，但是它们不会完全消退。针对新妈妈十分在意的妊娠纹，本书会在后边详细介绍解决方法，请新妈妈不要过多担心。

Q 为什么新妈妈们常感觉自己很情绪化？

A 这是因为，新妈妈体内激素水平的升升降降在随时影响着新妈妈的情绪。另外，生产带来的不适感仍如影随形，与此同时，产妇要忙于照顾宝宝，还要应付初为人母的心理变化，所有这些都会影响到产妇的心情。

不管是哪种原因造成的，产妇稍微有些情绪低落是很正常的。这种状况通常会出现在刚生产后的几天里，并会再持续几天时间。但如果几周后这种情况仍没有好转，或者是感觉更糟了，请一定要联系医生。产妇也许已经患上了产后抑郁症，这种情况就比较严重了，需要医生的指导治疗。

Q 为什么新妈妈常感觉到腰酸腿痛？

A 这是由于妊娠期间，胎儿的发育使子宫增大，同时腹围也变大，重量增加，变大的腹部向前突起。为适应这种生理改变，身体的重心就必然发生改变，腰背部的负重加大，所以新妈妈的腰背部和腿部常常感到酸痛。

到了分娩的时候，由于新妈妈大多采用的是仰卧位，且长时间在产床上不能自由活动，分娩时还要消耗很多体力和热量，所以会致使腰部和腿部酸痛的情况加剧。

另外，坐月子期间，有的产妇不注意科学的休养方法，种种情况都可能引起产妇在产后感到腰腿疼痛。产妇在产后感到腰腿痛一般属于生理性的变化，是可以恢复的，如果疼痛不见减轻，相反逐渐加重，就要请医生及时医治。

几种常见的身体变化，本书都详细地为新妈妈一一做了解答，本书以后还会更详细地帮助新妈妈解答各种产后疑问，帮助新妈妈坐个五星级月子。

坐月子新老观念大比拼

新妈妈生活的各方面都充斥着新概念，当然，坐月子也要坐个"新概念"的月子。因为时代不同了，生活方式也发生了变化，再用老方法来坐月子显然是行不通的。

新概念月子，就是让新妈妈结合现代生活，废除一些传统错误的坐月子方法，根据时代变化来坐月子。这种新概念月子完全是建立在科学的基础上，新妈妈不应该轻信传统方法，应当科学、合理、与时俱进地坐好月子。

新妈妈经常会听到老人讲她们坐月子的传统：坐月子不能见风、坐月子要天天大鱼大肉、坐月子每天要吃10个鸡蛋、坐月子需要在床上躺足30天……现在很多妈妈仍然坚信老一辈的传统方法，认为听老人言是不会吃亏的。

当然，也有很多现代妈妈认为时代变了，再沿用老的方法也许并不科学。可是，传统的坐月子方法究竟哪里不科学？这些新妈妈们却又说不出。下面我们就用做比较的方法，让新妈妈明白怎么样坐月子才是最科学、最合理的。

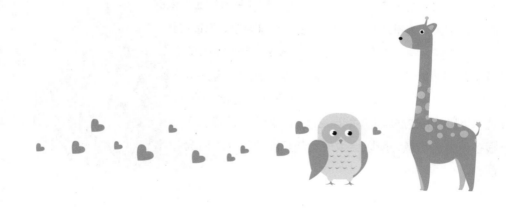

科学通风与捂月子

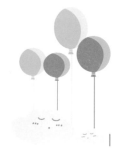

老方法

坐月子不可见风，要将月子一"捂"到底。

（老观念认为）

妈妈在生宝宝的时候，全身的骨缝都被打开，风邪极易从张开的骨缝中进入，引起"七日风"，并且风邪会长期滞留在骨缝里，引起身体疼痛。所以月子里一定要把身子捂得严实一些，不可透风，更不能到外面去。

有不少妈妈即便是在酷热的盛夏，仍是头裹巾、足穿袜、身着厚衣裤，床上垫上厚厚的棉垫，门窗紧闭。再闷热难熬，也不敢脱衣和通风，结果导致中暑。

（专家点评）

坐月子一"捂"到底坏处多。

屋子不通风，空气不流通，室内空气污浊，这对妈妈和宝宝都很不利。妈妈分娩后身体虚弱，需要新鲜空气，帮助恢复健康。

宝宝出生后，生长发育很快，不仅需要充分的营养，同样也需要良好的环境。因此，宝宝应当在空气新鲜、通风良好、清洁卫生的环境中生活，否则，宝宝很容易患感冒、肺炎等疾病，有碍健康成长。

无论妈妈还是宝宝，都需要阳光的照射。只有在阳光照射下，身体才会正常发育。如果把屋子弄得整日不见阳光，对妈妈和宝宝都十分不利。

而且，妈妈和宝宝在室内的生活都是暂时的，过一段时间都要到室外活动、生活。如果室内封得过严，使他们不能接触外界环境，会加大室内、室外环境的差别。以后到室外活动时，必然会引起不适。这种不适会影响身体健康甚至引发疾病。

2
新概念

每天开窗通风，呼吸新鲜空气才健康。

（新概念认为）

妈妈坐月子期间不开窗、不开门，室内的空气肯定会十分污浊，妈妈和宝宝不能呼吸到新鲜、充足的氧气，对妈妈的产后恢复和宝宝成长十分不利。尤其是夏天，妈妈和宝宝就更要通风换气，以防中暑。

（专家点评）

适当通风换气十分必要。

新妈妈居住的地方应该阳光充足，适当开窗通风有助于身体恢复。因为新妈妈月子期间恶露未尽，住在潮湿的地方很容易造成感染。

夏天适当开空调对新妈妈和宝宝都十分有益。因为室内温度过高，人体内的热量无法排出，很容易引起中暑和热痱。

新妈妈同样可以吹风扇，但由于新妈妈出汗较多，毛孔经常处于开启状态，不可以对着风直吹。新妈妈可以让电风扇向墙壁吹风，以增加室内的空气流动，降低室温。

3
对比结果

新概念坐月子方法更科学。

专家建议新妈妈把空调开到28℃较为合适。因为这个温度既能降低室温，又不会让房间特别冷，无论对新妈妈还是宝宝都是比较适宜的温度。

睡硬床与睡软床

刚生完宝宝的小欣就对软床十分喜爱。在她出院睡了几天后，小欣就感到腹部、胯部疼痛。到医院检查后，医生诊断她是骨盆损伤。小欣在坐月子期间并没有摔过跤，医生就此推测这很可能是因为睡软床的缘故。

医生告诉小欣说："新妈妈从怀孕后的5～7个月开始，自身会分泌一种具有松弛韧带与关节作用的激素，这种激素会促进产道张开以帮助顺利分娩。由于这种松弛素的作用，产后骨盆的完整性、稳固性都较差，整个骨盆都处于松软的状态下。"

新妈妈睡太软的床，左右活动都有一定阻力，翻身坐起也不会很利索。新妈妈在急于起床或翻身的时候，更需要格外用力，这样很容易发生耻骨分离，导致骨盆损伤。所以，医生建议刚生完宝宝的新妈妈，最好睡一段时间的硬床，等身体复原后再睡软床。

而硬板床对新妈妈产后恢复有不少好处，但太硬也不行。专家建议：最佳的软硬度就是，在木板床上铺垫约10厘米厚的棉垫。这样厚度的棉垫能适应人体曲线的需要，保持脊椎的正直和正常的生理弧度，对睡眠和健康都有益处。

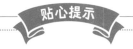

贴心提示

硬床不仅对妈妈的健康十分有益，也特别有利于宝宝的健康成长。

宝宝在出生后的一段时期内，全身各器官都处在快速生长发育的阶段，尤其是骨骼生长。由于宝宝脊柱周围的肌肉、韧带很弱，容易发生变形、弯曲。如果长期睡软床，更容易造成脊柱后突、侧弯畸形。

另外，太软的床垫也不利于宝宝滚动，当被褥等堵住宝宝口鼻时，过软的床垫就会让宝宝难以挣扎。而且，床垫太软也不利于宝宝练习站立。床垫的软硬度以宝宝仰卧时小屁股不会过于下陷为宜。

产后运动与晚下床

1 老方法

妈妈坐月子越晚下床恢复得越好，一定要在床上待30天。

（老观念认为）

妈妈在生宝宝时会消耗大量的精力和体力，因此，产后的妈妈身体十分虚弱，只有多卧床休息，才能早日恢复。如果不坐满30天月子就起来活动，会伤了身子，不容易养好，使妈妈身体虚弱。

因此，过去的妈妈坐月子时必须躺在床上度过30天，即使坐起来也不能下床活动。

（专家点评）

长时间卧床不起坏处多。

整天卧床休息，甚至进食、排泄都在床上，这样的做法很不卫生，往往造成产妇食欲不振，对子宫恢复十分不利。长期卧床休息，并且保持一个姿势，也会让妈妈觉得很难受。

新妈妈血液黏稠度本来就高，产后较长时间不活动，很容易引发下肢静脉血栓及肠粘连。同时，产后盆腔底部的肌肉松弛，会导致托不住子宫、直肠或膀胱，造成子宫膨出。

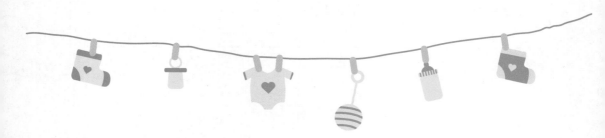

2 新概念

产后轻微活动有利于子宫复旧，并且避免产后抑郁症。

（新概念认为）

新妈妈只要觉得自己可以，就起床在室内走几步，做些简单的运动以利于身体恢复。产后适时适度地进行一些活动，可增加腹肌收缩力，促进子宫尽快复原，同时也可以帮助恢复直肠和膀胱的功能。产后运动还有助于恶露排出，防止发生便秘和尿潴留，并可使产妇保持心情舒畅，避免发生产后抑郁。

（专家点评）

新妈妈在分娩时会消耗很大的体力，让新妈妈十分疲劳，的确需要好好休息。但长期卧床休息不活动也有许多坏处，因此一般情况下，产妇无特殊情况，阴道分娩后几小时，或剖宫产后72小时，就可起床下地活动了。开始可下地如厕，在床旁轻微活动，体力较差的妈妈，可在护士或家属协助下活动，而后逐渐增加活动量，甚至可做产后体操，促进恢复。

对于早下床活动的好处，我们总结出以下几点：

- 促进宫内积血排出，减少感染的发生。
- 产后血流缓慢容易形成血栓，早下地活动可以促进血液循环，防止血栓形成，这对有心脏病及剖宫产的产妇尤为重要。
- 可促进肠蠕动，促进排气，防止肠粘连。
- 可以防止便秘、尿潴留的发生。
- 有利于体力恢复、增加食欲，促进母乳产生及营养吸收。
- 适当活动还可以避免产后抑郁。

现在的新妈妈实际上缺乏运动。一般来说，只要没有疾病、身体条件允许，就可以下床活动。但是，新妈妈在产后运动中有几点必须注意：

- 如有身体不适，需根据医生的嘱咐限制活动。

- 只要身体允许，就尽量起来活动，如为宝宝换尿布或在房间里走动走动。
- 大约在产后1周，情况良好的产妇就可以做产后保健操了。
- 按照循序渐进的原则慢慢增加活动量。

3
对比结果

新概念更符合新妈妈的身体情况。

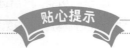

贴心提示

对于顺产的新妈妈，生完宝宝后的第一天，孕妇就可以开始做一些简单的恢复操。

腹部肌肉运动：仰卧，两臂上举，吸气时收腹，再两臂平放在身体的两侧，腹肌放松，反复做。

脚踩踏板运动：脚踝用力向上弯，再向下弯，反复练习能改善血液循环，防止腿部肿胀。

产后运动要注意运动量的大小，应该根据自己的身体状况，以不痛不累为准则，一定不能急于求成，使自己过于疲劳。如果运动中出血量增大或血呈鲜红色，要立即停下来休息，并咨询医护人员，延迟运动。

产后运动应该从最简单的动作开始，在前6周尽量避免采用趴着、膝盖和胸部着地的姿势，以免导致空气性栓塞的发生。在怀孕、哺乳期间，妈妈的大量钙质都输送给了宝宝，所以产后关节松弛可能会持续一段时间，特别是母乳喂养的新妈妈，应该注意保护关节，尽量不做单脚用力的动作，如跳跃等。

另外，饭后1小时才能进行运动，而且不要吃得太饱，运动后要注意补充水分。

注意清洁与不洗漱

1 老方法

新妈妈在月子里不能洗澡、洗头，否则以后会全身痛，并且不能刷牙，刷牙会掉牙齿。

（老观念认为）

分娩过后，新妈妈全身的骨缝和毛孔都张开了，身体虚弱，气血两亏，洗澡、洗头会让寒气侵入体内，导致新妈妈气血凝滞、流通不畅，日后易出现月经不调、关节和肌肉疼痛，引发头痛、脱发等。

以前，老人还常说"生个宝宝掉颗牙"。意思就是月子里刷牙漱口会动摇牙根，伤及牙龈，造成牙齿过早松动、脱落或牙龈出血等。所以，老辈的妈妈们常常不洗澡也不刷牙，蓬头垢面地坐月子。

坐月子不能洗头、洗澡、刷牙这让很多新妈妈都难以忍受。但是，却有很多新妈妈很难违背老人的命令。河北的黄娜就是这样一位可怜的新妈妈。她坐月子的时候是炎热的夏天。有一天她想洗头，黄娜那"老传统"的妈妈就坚决不让她洗，整整让头发痒了一个月，黄娜才能洗头。至今回忆起来，黄娜还觉得坐月子是场噩梦。

全国爱牙日时，有机构曾经做过一个抽样调查。结果显示：在200名新妈妈中，31%的人月子里不刷牙。在这部分人群中，患牙龈炎或牙周炎疾病的概率比一般人高出3%。

经常会有一些产妇因为不刷牙引起牙周炎，在疼痛难熬时才上医院求治，这时医生在用药、治疗方面都受到很大局限，因为有些药物对妈妈和宝宝的健康十分不利。

新妈妈在分娩后，因为身体要排出多余的水分，所以很容易出汗。加上恶露不断排出和分泌乳汁，如果不洗澡，更易让病原体侵入，引起毛囊炎、子宫内膜炎、乳腺炎等，甚至引发败血症。

同时，新妈妈因为要喂宝宝的缘故，都会比正常人进餐次数多，食物残渣存留在牙齿表面和牙缝里的机会也增多。如果不刷牙，会对牙齿和口腔黏膜造成刺激，很容易引发牙周炎、牙龈炎和多发性龋齿。

2 新概念

月子里注意个人卫生才有利于新妈妈恢复健康。

（新概念认为）

新妈妈生完宝宝后，如果不及时清洗身上的汗水、下身的恶露还有溢出的乳汁，会非常难受。只要身体允许，就应该多洗澡，保持皮肤清洁，这样有助于伤口恢复，避免因为病菌入侵造成皮肤感染。洗澡还可以有效减轻产妇的分娩疲劳，加深睡眠，让新妈妈保持良好的食欲。

如果让新妈妈一个月不洗头、不洗澡，她们根本做不到。试想一下：产后的汗水、灰尘、头皮屑不断积累、混合在一起，经过一个月，头发会脏成什么样，并且一定会散发出难闻的气味，稍长一点的头发还会结成团，以后打理起来会十分困难。

而且，新妈妈生完宝宝后，每天都要吃下大量食物来恢复体力和满足哺乳需要。注意口腔卫生，可以避免牙病找上门，让新妈妈和宝宝都健康。

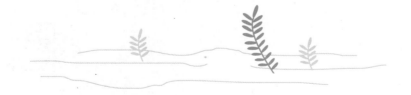

以前的妈妈坐月子不能洗澡、洗头和刷牙，是因为那个年代没有保暖设备，洗漱就很容易受凉，所以才会有这样的观点。现在生活条件好了，死死遵守老规矩反而会对新妈妈不利。

产后及时清洁身体可帮助新妈妈解除分娩疲劳，保持舒畅的心情，还可促进会阴伤口的血液循环，加快愈合。保持皮肤的清洁干净，可以避免皮肤和会阴伤口发生感染。而且舒适、干净的身体可以让新妈妈身心平和，不再为了脏脏的身体而烦恼，还可以加深新妈妈的睡眠，使新妈妈的气色更容易好转。

注意自身清洁才能让新妈妈坐个舒适、健康的月子。

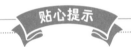

月子里保持自身清洁十分有益于新妈妈的健康，但是，在方式方法上也要多加注意。本书为新妈妈分别罗列出了洗澡、洗头和刷牙三个方面的注意事项，希望可以帮助新妈妈更加舒适、健康地坐月子。

（1）洗澡

● 自然分娩的新妈妈，如果会阴部无切口，那么夏天在分娩后的2～3天、冬天在分娩后的5～7天就可以洗澡了，但请记住一定要淋浴。剖宫产或者会阴部有切口的新妈妈，要在伤口愈合后才能洗澡。

● 淋浴的水温应保持在40℃左右，不可以太低，尤其是在夏天，不能因贪凉就用过冷的水淋浴。

● 冬天洗澡时，浴室不能太封闭，以免产生大量水蒸气导致缺氧。

● 每次的洗澡时间以5～10分钟为宜。

（2）洗头

● 洗头的水温在40℃左右为宜。

● 尽量选用性质温和的洗发水。

● 洗好头后，要用吹风机暖风吹干，以免寒气入侵。

● 在头发没有完全干以前，不要躺下睡觉。

（3）刷牙

● 用温水刷牙，选择软刷毛的牙刷，刷牙前，要先把牙刷放在温水里浸泡一会儿。

● 每天早晚各刷一次，如果有吃夜宵的习惯，吃完后要刷牙或用漱口水漱口。

合理膳食与多忌口

1
老方法

———

月子里不能吃蔬果，盐吃得越少越好，鸡蛋吃得越多越好。

（老观念认为）

———

月子期间新妈妈的脾胃虚弱，最好不要吃蔬菜和水果。生冷的蔬果会伤害新妈妈的肠胃，还可能伤到牙齿。老观念还认为新妈妈在生完宝宝后的前几天不能吃盐，不然身体会浮肿。鸡蛋则要多吃，因为鸡蛋可以补血，吃得越多，新妈妈的元气就会恢复得越快。

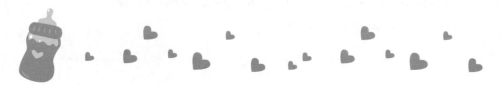

新妈妈在生宝宝的时候体力消耗很大，消化吸收功能减弱，肝脏解毒功能降低，每天食用过多鸡蛋会导致肝、肾的负担加重。食入过多蛋白质类食物，会在肠道产生大量的氨、羟、酚等化学物质，容易出现腹胀、四肢乏力等症状，让新妈妈患上蛋白质中毒综合征。

老传统讲究月子内不吃盐，而过于清淡的饭菜会让新妈妈没有胃口，造成她们食欲不振，影响身体的恢复。

荤素搭配、合理膳食才健康。

〔新概念认为〕

饭菜里放一些盐对新妈妈是有益处的。因为，新妈妈在刚生完宝宝的前几天，身体要出很多汗，乳腺分泌也很旺盛，若体内缺水、缺盐，会影响乳汁分泌。

鸡蛋可以吃但不要过量，新妈妈若过量食用鸡蛋，身体不但吸收不了，还会影响肠道对其他食物的吸收。实际上，每天吃1个鸡蛋就够了。

虽然大多数蔬菜和水果都属凉性，但只要经过适当的烧煮就不会对身体造成损害。而且蔬菜中大量的维生素和膳食纤维、水果中的果胶，对新妈妈的精神恢复和产后排毒都是有利的。

〔专家点评〕

月子里应该吃蔬菜和水果。新妈妈身体康复及乳汁分泌需要很多的维生素和矿物质，尤其是维生素C，具有止血和促进伤口愈合的作用。另外，新妈妈在月子里容易发生便秘或排便困难，而蔬果中含有大量的膳食纤维，可促进肠蠕动，利于产后通便。

鸡蛋是高蛋白食品，如果食用过多，可导致代谢产物增多，增加肾脏负担。一般来说，新妈妈每天吃1~2个比较合适。

老人们认为月子里吃盐不利于下奶，还会伤肠胃，所以总是一点盐也不放，其实这样的做法并不可取。新妈妈由于产后出汗较多，乳腺分泌旺盛，体内的盐分很容易流失，不能适量地补充盐分，不但不利于身体恢复，还会影响乳汁分泌。一般来说，月子饮食，盐分减少正常量的三分之一即可。

3
对比结果

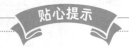

合理膳食才最营养。

贴心提示

蔬果虽好，但也要吃得科学。

● 采取循序渐进的方法，慢慢增加蔬果的量。

● 对于体质较虚的人来说，少吃苦瓜、萝卜缨、芹菜、梨等凉性的食物，或者在吃水果前先加热再食用。

● 注意蔬果的清洁卫生，蔬果要洗净食用。

鸡蛋含有丰富的优质蛋白质、脂肪、矿物质和维生素，且这些营养物质容易被身体吸收利用。

鸡蛋吃法多种多样，就营养的吸收率和消化率来讲，煮蛋为100%，炒蛋为97%，油炸为81.1%，开水、牛奶冲蛋为92.5%，生吃为30%~50%。可见，煮鸡蛋是最佳吃法。

新妈妈要少吃茶叶蛋。因为茶叶中的鞣酸容易与鸡蛋中的铁元素结合，会刺激胃影响铁的吸收及胃肠的消化功能。

喝汤吃肉与只喝汤

我国民间就有"炖老母鸡大补"的说法。新妈妈分娩时耗气、耗血，传统观念认为炖老母鸡汤可以弥补因分娩所伤的元气。老母鸡汤还可以催奶，奶水不足的妈妈喝它可下奶。

还认为，通过长时间熬炖，老母鸡的营养全部在汤里，因此经常让新妈妈只喝汤，肉扔掉或让别人吃。

事实上，产后不需要大补，而鸡汤内营养并不多，汤内更多的实际上是油和热量。以前人们产后靠喝老母鸡汤来补身体，是因为以前的妇女大多营养状况不佳，汤里有很多油和热量，食用后的确可以增强体质。但是现在很多新妈妈不是缺乏营养，而是营养过剩，因此现在再坚持喝全是油和热量的鸡汤进补，就不科学了。

鸡汤历来被人们当成是营养佳品，鸡肉和其他材料一起长时间熬煮，营养成分都进入了汤中，所以喝汤比吃肉有营养。

实际上这种理解是错误的。因为除了水，汤的营养全部来自鸡肉，鸡肉中的水溶性维生素C、脂肪、有些矿物质会有一部分溶入汤内，而非水溶性的蛋白质、矿物质则仍保留在肉里。因此，鸡汤内更多的是油脂和热量。

多喝鸡汤其实就是摄取更多的动物性脂肪的过程，对一些营养过剩的新妈妈来说，饮用大量的鸡汤对身体很不利。实际上鸡肉才更营养。经过长时间熬炖，鸡肉已经被炖得很烂，容易消化，也利于营养吸收。

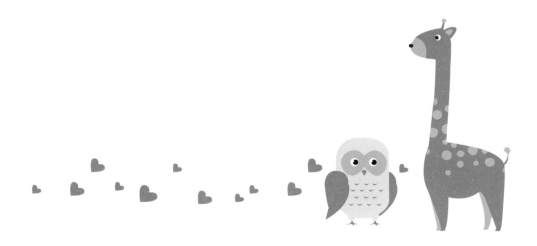

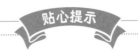

营养专家建议：想要得到更好的营养，应该吃汤里的肉，适当喝一些去油脂的汤，这才是科学有效的滋补方法。

 清炖老母鸡

材料：母鸡1000克。

调料：姜片15克，料酒20克，盐3克。

1　老母鸡去毛洗净，从背脊处剖开，放入沸水中烫片刻，去除血水，取出洗净，控水备用。

2　将鸡放入炖盅内，上面铺上姜片和少许盐，倒入料酒和适量水，盖上盅盖。将炖盅放入沸水锅中，隔水炖3小时左右，待鸡熟烂，即可出锅食用。

枸杞子根炖老母鸡

材料：老母鸡1500克，枸杞皮（又称地骨皮）250克。

调料：姜片、葱段20克，盐4克。

做法：将老母鸡宰杀、洗净，枸杞皮根洗净、切段，与老母鸡同放入砂锅中，加适量清水。用大火煮开后，加入葱段、姜片、盐，改用小火炖3小时即可。

适量喝红糖水与多喝红糖水

我国传统观念认为，红糖营养丰富，释放能量快，是很好的补血佳品，因此，新妈妈坐月子期间总会用红糖水补益。

红糖可以活血化瘀，这是毋庸置疑的。新妈妈生完宝宝后，一般都要喝红糖水，这也是非常正确的。可是如果不限量地喝红糖水，就会使好事变成坏事。

新妈妈在生宝宝的时候，由于精力和体力消耗非常大，加之失血，产后还要哺乳，因此需要补充大量铁元素。红糖水非常适合产后第一餐食用，不仅能活血化瘀，还能补血，并促进恶露排出。但红糖水也不能喝得太多、喝太长时间，这样对身体反而有害。

产后排不出恶露，食用红糖可起到活血化瘀的功效。但是产后恶露排出正常、子宫收缩较好者，如果服用红糖水时间过长，会使恶露增多，导致慢性失血性贫血，而且会影响子宫恢复以及身体康复。红糖性温，如果在夏季过多喝红糖水，会加速出汗，使身体更加虚弱，甚至中暑。而且，红糖水喝多了，还会损害牙齿。

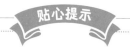

贴心提示

红糖虽对新妈妈有益，但也要适量饮用。营养专家建议：产后喝红糖水的时间以7～10天为宜，应通过摄入营养丰富、多种多样的食物补充营养，促进身体恢复。

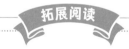

拓展阅读

新妈妈的"性福"生活

据了解，很多新妈妈在生完宝宝后，对于那重新回归的第一次多少都有些紧张和不适。这有身体上的原因，也有心理上的原因。那么，帮助新妈妈重新回归"性福"生活就十分必要了。

新妈妈和新爸爸重新开始"性福"生活这必然是好事，但是，什么时间开始、怎样开始，对这些问题还需谨慎对待。

1 产后不宜过早开始性生活

一般产后4周之后，分娩才会完全愈合，产后6周之后，子宫收缩才会完全恢复正常。如果新妈妈提前开始性生活，会影响伤口愈合和子宫收缩。

因此，开始产后性生活前必须确认身体恢复良好，会阴表面组织已愈合，无贫血、营养不良或阴道会阴部炎症。

此外，还要注意新妈妈的精神状况是否良好，对性生活有无排斥心理。因为新妈妈经历了生产、育儿的压力，以及喂哺母乳造成的睡眠不足等产后症状，加上生活环境上的变化，至少需要1~2个月的时间，心理上才能慢慢调整好。

2 恶露未净时禁止性生活

在产道伤口尚未彻底修复前就开始性生活，会延迟伤口愈合，不仅会令新妈妈感觉疼痛，还会继发感染甚至使伤口裂开。

阴道有出血，就代表子宫内膜创面未愈合，同房时会带入致病菌，引起严重的产褥感染，甚至引发致命的产后大出血。所以恶露未净时绝对禁止性生活。

3 粗暴的动作会带来不适

产后刚恢复性生活时，新爸爸的动作要轻柔、缓慢，因为新妈妈的阴道还很薄弱，动作粗暴易造成裂伤。

4 润滑剂帮你成就"性福"

一般来说，外阴干燥和产后一直给宝宝喂奶有关。

如果新妈妈外阴干燥，可以通过外用或口服一些雌激素制剂来改善症状。也可用阴道润滑剂，特别是当新妈妈使用了屏障避孕法时，应该用水溶性阴道润滑剂，因为它们不会破坏避孕套和避孕膜。

❺ 产后一定要注意避孕

产后即使月经没有恢复，也有可能怀孕。母乳喂养有时会抑制卵巢排卵，造成产后月经一直不来。但抑制排卵不是不能排卵，在这期间，新妈妈仍有可能怀孕。

为避免再次妊娠，要严格采取避孕措施，以免给刚恢复健康的新妈妈造成二次伤害。因此，为了新妈妈的健康，二人世界还是要谨慎为妙。

恢复"性福"生活的最佳时期

宝宝的出生，新妈妈和新爸爸都对回归"性福"生活十分期待。对于回归的第一次从何时开始，有的新妈妈认为过了一个月就可以了，有的新妈妈则认为需要两个月。那么，哪个才是正确的呢？不妨看看我们的专业建议。

（一）性生活应何时恢复

正常情况下，新妈妈的子宫、宫颈、阴道需要经过6～8周的时间才能逐渐复原。在此之前，性生活是绝对要禁止的。此时，子宫内膜上还留有胎盘剥离后形成的创面，宫颈口是开着的，会阴和阴道的伤口尚未愈合，性生活可能会将细菌带入产道，引起感染甚至败血症。

所以，只有在产后6～8周以后，经过产后健康检查，医生确定新妈妈的生殖系统完全恢复正常后，才能恢复性生活。

如果新妈妈是剖宫产，则需要更长的时间来恢复。一般需在产后3个月再开始性生活。

当然，在生殖系统及伤口完全恢复后，是否马上恢复性生活，也需要根据自己的体力情况而定。如果新妈妈因阴道干燥而疼痛，或因伤口缝合而不舒服，则不宜过早开始性生活。

由于哺乳期的新妈妈要哺乳和护理宝宝，体力消耗较大，容易疲劳，对房事的欲望也并不强烈，所以，新爸爸应该体贴关爱新妈妈，性生活不宜过早，次数不宜过频。

（二）重享"性福"问答

经过了一段时间的等待，医生检查已经可以开始性生活了。但是，仍有很多新妈妈由于受肉体、精神、情绪和其他诸多因素的影响，在产褥期后很久，仍害怕甚至不能恢复正常的性生活。

下边就让我们来为新妈妈一一解答疑虑。

Q 分娩时做了会阴切开手术，性生活会使伤口裂开吗？

A 会阴切开术是许多新妈妈在分娩过程中都会经历的一项小手术。会阴的伤口一般会在产后两个星期内愈合。

有的新妈妈担心性生活会使伤口撕裂，从而对性生活感到恐惧。这种担心实际上没有必要。因为性生活不会使正常愈合的伤口再次裂开。只要在产后开始性生活，新爸爸的动作轻柔、温和些，不要太粗暴就可以了。

Q 产后第一次性生活，为何会感到疼痛？

A 产后初次性生活时，有些新妈妈往往害怕会阴伤口裂开，情绪紧张导致阴道口肌肉收缩所致。

新妈妈不要紧张，可以做做深呼吸，让全身放松。而新爸爸的动作要轻柔，可以先做一些爱抚的亲热动作，等新妈妈阴道口放松后再进行性生活。

Q 生完宝宝后，为何对夫妻生活没有兴趣？

A 有了小宝宝，新妈妈生活的重心转移了，注意力都集中在宝宝身上，整天忙于照顾小宝宝，再加上身心疲惫，对夫妻生活的关心自然就少了。

而且哺乳期新妈妈体内的催乳素分泌上升，抑制了排卵，使性激素下降，性欲降低，因此这种情况很常见。

新妈妈不要紧张，因为家庭角色的转变需要有一个适应过程，夫妻之间应该好好地交流沟通，新爸爸要多多体贴关心新妈妈。

在性生活时，可以多一些抚摸、亲吻等动作，以激发新妈妈的欲望。当新妈妈不愿意时，不要勉强。过了一定的时间后，情况自然会有所改善。

Q 我怕丈夫看见丑陋的妊娠纹和走样的身材。

A 对自己的形象没有信心，是新妈妈拒绝性生活的重要因素之一。有时候不是新妈妈没有这个要求，而是新妈妈顾忌自己的身材体态，不想让丈夫看见自己变形的身材。

如果新妈妈的身体情况允许，可以在产后一周后开始做产后体操，同时，坚持母乳喂养也能消耗掉妊娠期积聚在体内的脂肪，这些都有助于体形的恢复。而妊娠纹随着色素的减少也会逐渐淡化。

新妈妈要知道，人的体态不可能一辈子不变，重要的是让自己保持正常的心态，多与丈夫进行感情的沟通和交流，这是保持夫妻感情的重要途径。

Q 性生活时阴道干涩怎么办？

A 哺乳期新妈妈没有排卵，体内性激素水平较低，使阴道分泌物减少，阴道就会干涩不滑润。同时，外阴腺体的分泌功能也需要过一段时间才能恢复。

所以，在最初的几次房事时，新妈妈可能会感到阴道干涩、疼痛，这时使用些润滑剂可起到改善作用。

但要注意的是，此时新妈妈的阴道和会阴组织还比较脆弱，所以丈夫的动作千万不能粗暴，以免对新妈妈造成损伤。

产后这段时间，新妈妈和新爸爸应互相理解、体谅，等待身体完全恢复后再开始性生活。新妈妈也不要为了宝宝而冷落了丈夫，在保障健康的情况下，适当地安排好性生活，对夫妻感情十分有利。

新妈妈也要科学避孕

对于刚刚恢复身体的新妈妈来说，选择避孕方式也很重要。新妈妈应尽量避免药物避孕方式，选择安全、健康的避孕方式。

避孕药避孕

主要分短效口服避孕药，长效口服避孕药，外用避孕药，皮下埋植剂等类型。

哪些人不适宜服用避孕药

服药避孕并非人人都适用，有些新妈妈使用避孕药后会出现较严重的反应。那么，哪些新妈妈不宜服用避孕药呢？

①　患有心血管病的新妈妈

患有高血压的妇女口服含有雌、孕激素的避孕药1年后，多数人收缩压与舒张压会上升。研究显示，避孕药中的雌激素可使血中胆固醇和甘油三酯的浓度上升，血小板的黏附性增高，孕激素能降低血中高密度脂蛋白的水平，加速冠状动脉粥样硬化的形成。因此，患有心血管病的新妈妈不宜服用避孕药，患有脉管炎的新妈妈亦不宜服用避孕药。

②　患急慢性肝炎和肾炎的新妈妈

口服避孕药中含人工合成的雌激素和孕激素，这种物质必须在肝内解毒代谢经肾脏排出，如果服用者肝、肾功能不良，药物不能完全代谢排出，就会在体内蓄积，加重病情。

③　患糖尿病的新妈妈

患糖尿病的新妈妈服用避孕药后，有些人的血糖会升高，这样对控制糖尿病不利。同时，患糖尿病的新妈妈往往并发有主动脉、冠状动脉、脑动脉及肾动脉不同程度的血管损害与病变，如果长期服避孕药，会加剧心、脑、肾等脏器的损害。

④　患某些肿瘤的新妈妈

患有子宫肌瘤的新妈妈服用避孕药后，可使肌瘤增大。患有葡萄胎或恶性滋养叶细胞肿瘤经治疗后，在未恢复健康前，也不能口服避孕药物，否则有可能刺激残留的滋养叶细胞恶变。

⑤　患胆结石、胆囊炎的新妈妈

由于口服避孕药能升高血浆中的胆固醇及其脂蛋白水平，容易诱发患胆结石、胆囊炎或者身体过胖的新妈妈出现胆石症和胆囊炎，还可以使原有胆石症、胆囊炎的新妈妈加重病情。

虽然，服用药物避孕比较轻松、简单，但是，它对身体健康的危害却不少。因此，为了新妈妈的健康着想，还是应该选择那些安全、健康的避孕法。

不能与避孕药并用的药

1 利福平 它是常用的抗结核药，能降低血液中的药物浓度，还有可能使子宫内膜部分脱落，出现点滴出血或淋漓不尽，同时使避孕药效降低而导致避孕失败。

2 抗生素 有人曾对38名服用避孕药同时用氨苄西林、新霉素、四环素、复方新诺明、氯霉素而导致避孕失败的女性进行观察，发现其失败原因是抗生素影响了避孕药在肠道内吸收，使血液中避孕药浓度下降而达不到避孕效果。

3 抗癫痫药 这类药是酶的诱导剂，如苯巴比妥、卡马西平等。当患有癫痫的女性服用这类药时，均能促使肝细胞内药物代谢酶的增加，加速对口服避孕药药效的破坏，同时也会增加孕激素与球蛋白结合率，导致避孕失败。

4 酶促进剂 如眠尔通等镇静安眠药，保太松等治风湿性关节炎的药物。这些药可加速对口服避孕药的代谢，降低避孕效果。若必须使用安眠药时，可选用安定替代。

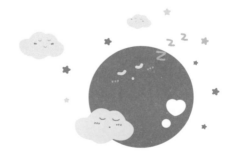

其他避孕法

❶ 安全期避孕法

安全期避孕法是舒适度最高的避孕方式之一。

如果你是月经周期非常规则的新妈妈，则可以选择这种避孕方式。但最好偶尔使用，长期使用并不安全。

计算安全期的方法是：月经周期天数-21天＝行经后至排卵前安全期的最后一天，如你记录中最短的月经周期是32天，就应在开始月经后第11天停止性生活，因为第12天起就可能受孕了。月经周期的天数是行经开始第一天起算，一直到下次经期开始前的一天。

❷ 男用避孕套

对新妈妈来说，这是舒适度仅次于口服避孕药和安全期避孕的避孕法，还可以延长射精时间、预防性病和艾滋病。

虽然新爸爸可能会大声抱怨"麻烦""隔靴搔痒"等，但正确使用安全套避孕效果高达99.6%，而其不适感也在接受范围内。

❸ 结扎避孕

当然，在做结扎手术的时候是不舒服的，会有局部疼痛和红肿现象，但两三天后这种手术后遗症就消失了。结扎不会影响体内性激素水平，它只是堵塞了精卵相遇的通道，因此，完全不必担心它会消灭人的第二性征，或令结扎者提前进入更年期。

相对而言，做输卵管结扎的难度要比做输精管结扎大，因为女性的性器官深藏体内，做这个手术痛苦要大一些。一旦希望丈夫去做手术，双方要进行充分沟通，做妻子的也要体谅丈夫会产生一时的情绪波动，毕竟手术之后，他会觉得自己有点"特殊"，也有为对方做牺牲的心态。

❹ 避孕环

上避孕环的避孕成功率高，这是最利于新妈妈身体恢复的一点。其次，它不影响哺乳，而吃避孕药、打避孕针以及皮下埋植都属于激素用药，会通过乳汁到达宝宝体内，对宝宝的生长发育不利。再者，避孕环的不良反应比较小，有时可能是月经量多一点，或出现腰疼，但绝大多数人都可以采用。

至于不少新妈妈会恐惧上避孕环，认为戴久了会卡在肉里，造成出血、难以取出等问题。实际上，只要所上的避孕环合适，通常不用太过担心。只是新妈妈应该警惕避孕环不匹配所引起的避孕失败，一旦感觉上避孕环后有不适感应及时更换。

产后避孕有多种安全、健康的方法可以选择。新妈妈只有选择安全的避孕方式才能得到真正的快乐。

带避孕环的新妈妈应多补铁

安放避孕环是我国产后新妈妈最常用的避孕方式，放避孕环具有安全可靠、避孕时间长、不良反应小等优点。但有一些妇女在带环后，会出现月经量增多，月经期延长，使体内损失了不少的血液，时间一长就会导致缺铁性贫血。

人体一旦缺铁，就会感到全身乏力，呼吸困难，心跳加速，面色苍白和嗜睡等不适。同时，由于缺铁影响脑的氧气供应，还会出现思维能力差、健忘等一系列生理上的反应。因此，放环的新妈妈应在出现上述不适反应时及时补铁。

补铁的最好途径是加强营养，通过饮食进行调理。所以，放避孕环的新妈妈在日常膳食中应多吃一些含铁丰富的食物，如动物肝脏、动物血、菠菜、海带、肉类、豆制品等。

另外，维生素C有助于机体对铁的吸收，在吃含铁食物的同时，还要多吃一些富含维生素C的新鲜蔬果。

而对于贫血较严重的新妈妈来说，单靠营养摄入不能解决问题时，则应在医生的指导下口服铁剂等。

Part 2

私家月子餐，
进补有度恢复快

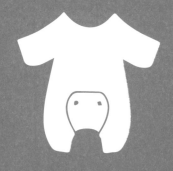

新妈妈月子期间十分重要的一部分就是饮食。中国是美食大国，对于坐月子这么重要的事来说，食补是理所当然的事。因此，新爸爸常常是换着样地给新妈妈进补，大鱼大肉天天吃，甚至不惜花费上万元购买月子餐产品。

其实，月子中食补完全没有必要花费这么多，营养又美味的月子餐完全可以自己动手制作。本章中为新妈妈精心挑选了一些营养又美味的食谱，教你轻松做出好吃的月子餐。

不可不知的月子饮食总原则

按照《中国居民膳食指南（2016）》中的哺乳期妇女膳食标准，哺乳妈妈的一日食物建议量大致是：谷类250～300克（其中杂粮不少于50克），薯类75克。蔬菜至少500克，其中深绿色和红、橙、黄色的蔬菜占2/3以上；水果200～400克，鱼、禽、蛋、瘦肉（含动物内脏）总量220克；牛奶400～500毫升，大豆类25克，坚果10克，烹调油25克，食盐5克。为了保证维生素A和铁的供给量，最好每周吃1～2次动物肝脏，比如85克猪肝或40克鸡肝。其中禽类的肝脏中维生素A含量更为丰富，而且口感更细腻。

简单来说，新妈妈并不需要大吃大喝。每天主食比孕前增加50克，绿叶蔬菜增加100克，蛋增加1个，奶增加1杯，鱼或肉增加50克就足够。关键是一定要保证食物的营养品质，避免食用高脂肪、高糖、油炸、熏烤食物，以及低营养价值的精加工食品。凡是不希望宝宝吃进去的不良成分，妈妈自己就不要食用。

原则1：依体质"量身打造"

人的体质不同，有的是温热体质，有的是虚寒体质，而水果和蔬菜各有各的性质。如果新妈妈能够根据自己的体质来吃，滋补的功效绝对会事半功倍！

体质分类是我国传统中医的独特理论，也就是我们一般常听到的"寒""热""虚""实"。想要结合体质来滋补，就需要先知道自己是什么体质。

1 寒性体质

特　　征　畏风、畏冷、手脚经常冰凉，易伤风感冒；喜欢热食和热饮；不爱喝茶；脸色嘴唇比较苍白；舌头呈淡红色；精神萎靡不振，说话、动作有气无力；月经容易来迟，且天数增多，多血块。

健康忠告　要多食性温的蔬菜、食物，因为性温蔬菜食物可以温暖身体、活化身体生理机能。

推荐蔬菜　韭菜、姜、蒜、辣椒、葱。

2 热性体质

特　　征　经常口干、口臭、口腔溃疡；喜欢喝冷饮或冰镇食物；怕热、汗多、长时间体温偏高；易长痘疹、脸红、眼睛有血丝；常有便秘现象、尿少而黄；容易烦躁不安、易失眠、脾气较坏；容易经期提早，分泌物浓且有异味。

健康忠告　要多食寒凉性的蔬菜、食物，因为寒凉性蔬菜、食物可达到清凉、调节的作用。

推荐蔬菜　苦瓜、萝卜、冬瓜、白菜、黄瓜、竹笋。

3 实性体质

特　　征　身体强壮，声音洪亮，精神饱满，中气十足；有时口干口臭、便秘、小便色黄；呼吸气粗、容易腹胀；抵抗力强，常觉闷热；性格固执，不喜欢突然的变化。

健康忠告　要多食寒凉性的蔬菜、食物，寒凉性蔬菜食物可清凉、帮助代谢体内毒素。

推荐蔬菜　芦笋、芹菜等。

4 虚性体质

气虚特征　食欲不振、脸色苍白、气喘气促、头晕不振。

血虚特征　脸色苍白萎黄、嘴唇和指甲发白；经常头昏眼花、失眠健忘；月经量少。

推荐蔬菜　香菇菠菜、胡萝卜。

阴虚特征　容易口渴、喜喝冷饮；形体消瘦、失眠健忘；经常盗汗、手足心发热；常有便秘现象，且小便呈黄色，舌头颜色较红。

推荐蔬菜　银耳、茄子、黄瓜。

阳虚特征　喜欢热食，不爱喝水；畏寒、怕冷、易倦、嗜睡；性欲减退；尿多易腹泻。

推荐蔬菜　豇豆、辣椒、韭菜。

蔬菜多种多样，性质有热有寒，结合体质来吃才最科学。除了蔬菜以外，美味的水果也各有各的性质。那么，新妈妈再来看看自己更适合吃什么性质的水果吧！

1· 体质虚寒的新妈妈，常常会感觉怕冷、畏寒、出汗少、易腹泻。这些新妈妈应选择偏温热性水果食用，如桂圆、荔枝、杨梅、桃、橘子、樱桃、杏、石榴、椰子、红枣等。

2· 实热体质的新妈妈，平时易面色红赤，口舌生疮，口干汗多，舌燥便秘，喜凉饮，常烦躁，易发火。这些新妈妈则要多吃一点性偏凉的水果，如香瓜、梨、西瓜、香蕉、柚子、枇杷、芒果、甘蔗、甜瓜、柿子、桑葚、橙、猕猴桃等，可以协助新妈妈清热泻火。

3· 中性体质的新妈妈选择就比较多了，一般应季水果都可以。

新妈妈若能根据上述建议结合体质科学吃，多选择吃一些与体质有互补作用的蔬果，则可以让新妈妈加速恢复健康，美丽也会比别人来得更快！

原则2：多元食材，营养均衡

每种食物所含的营养成分不同，新妈妈在月子里要改掉挑食、偏食等不良饮食习惯。整个哺乳期建议新妈妈在饮食上讲究"荤素搭配、粗细搭配、五色搭配、干稀搭配"。

原则3：少食多餐，定时定量

产妇在孕期时胀大的子宫对其他器官造成了压迫，产后的胃肠功能还没有恢复正常，所以要少吃多餐，可以一天吃五到六次。采用少食多餐的原则，既保证营养又不增加胃肠负担，让身体慢慢恢复。

新妈妈最好能够每日定点定量用餐，这样才能让身体尽快恢复，也更有利于乳汁分泌，所以为了自己的健康和宝宝的"口粮"，新妈妈千万不要错过用餐时间。

原则4：少油少盐，清淡为宜

月子里的饮食应清淡适宜，葱、姜、大蒜、花椒、酒等调味料用量应较平时少，因为过多过杂的香辛料或者其他调味料，会影响产妇奶水的分泌，并且通过乳汁还可能导致婴儿内热；食盐也以少放为宜，但并不是不放或过少。为了食物容易消化，营养保留全面，在烹调方法上多采用蒸、炖、焖、煮，不采用煎、炸的方法。

产后进补分阶段，重视产后第一周

宝宝的出生消耗掉了新妈妈的大部分体力，同时，新妈妈还担负着照顾宝宝的重任，所以通过食补来调养身体是十分必要的。

新妈妈在坐月子期间，身体恢复大致会分为三个阶段，在这三个阶段对于食物的需求也各有不同。因此，月子餐也要配合身体在三个阶段的不同需求来吃。

需要指出的是，产后第一周是非常重要的，第一周的饮食和以后的饮食区别也是最大的。

由于生育过程十分疲劳，部分产妇体力较弱，特别是消化能力较低的产妇，产后1~2天的消化能力更差。故而对体弱者来说，产后1~2天如有身体疲惫、食欲不振的情况，宜吃容易消化的半流食和柔软食物，比如红糖小米粥、南瓜红薯丁糙米粥、醪糟蛋花汤、番茄蛋汤龙须面、蒸苹果、蛋羹、煮鹌鹑蛋或鸽蛋、鸡汤青菜叶小馄饨、暖到体温的酸奶、用豆浆机打的坚果糯米红豆糊等，供应碳水化合物、蛋白质和多种矿物质，调味以清淡而鲜美为好。剖宫产1～2天内，也以吃容易消化的流食、半流食为宜，此时不要吃容易产生胀气的牛奶、豆浆等食物，也不要吃添加大量糖的食物和过咸的食物。3～4天之后，新妈妈消化能力恢复，就可以正常进食了。

第一阶段：以开胃为主的产后第一周

不论是哪种分娩方式，新妈妈在宝宝出生后的最初几天内，都会感觉身体虚弱、胃口较差。这时若让新妈妈吃油腻的食物，只会让新妈妈的胃口更差。所以在产后的第一周内，应该以清淡、少油的食物为主。

♥ 第一周顺产、剖宫产妈妈的饮食

饮食原则

（1）少食多餐，重质不重量：此时，新妈妈身体虚弱，胃肠功能尚未恢复。每次进食量不宜太多，以免引起消化不良。鸡蛋、肉末、牛奶等富含优质蛋白质的食物可以适当多选择，以补充体力。

（2）饮食清淡、细软、温热、易消化：新妈妈身体虚弱，体内多余的水分需要及时排出体外，清淡少盐、易消化的食物更适合新妈妈。

（3）适当补水，多吃补铁食物：新妈妈代谢旺盛，出汗多，又需要哺喂宝宝，所以应适当补充水分。新妈妈分娩时或多或少都会出血，产后适当食用动物血、瘦肉等富含铁的食物有利于身体恢复。

顺产新妈妈分娩后就能吃东西了

产后第一天，家人可以为新妈妈准备点红糖小米粥、蛋花汤等易消化、补气血的食物。禁止食用猪蹄汤、母鸡汤等油腻的汤品，以免引起排乳不畅。

剖宫产新妈妈排气后再进食

剖宫产后6小时内应严格禁食，这是因为麻醉药药效还没有完全消除，如果进食，可能会引起呛咳、呕吐等。如果实在口渴，可间隔一定时间喝少量水。

如果分娩后6小时还未排气，新妈妈可以吃些促进排气的食物，如萝卜汤等，等正常排气后再进食。开始进食的1～2天内，以流食或半流食为主，如很稀的小米粥、稀藕粉糊等。

❤ 一日月子餐参考

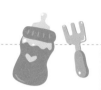

早餐：红糖小米粥1碗，鸡蛋1个。

午餐：米饭1碗，番茄炒菜花1份，茼蒿腰花汤适量。

晚餐：馄饨1碗，西葫芦炒鸡蛋1份，无花果核桃炖鸡汤1碗。

茼蒿腰花汤的做法：

1 取茼蒿100克洗净，切碎；猪腰400克对半剖开，切成花状，姜切2片。

2 取高汤300毫升倒入煲锅内煮沸，加入香油5毫升、盐适量调味，待汤煮沸后，加入茼蒿碎、腰花及姜2片，再次将汤煮沸，关火。

3 盖上锅盖，闷约5分钟，待腰花熟透后即可出锅食用。

无花果核桃炖鸡汤的做法：

1 取干木耳5克泡发，洗净，去蒂，撕成小片。

2 核桃仁100克泡水30分钟，捞出。

3 鸡肉200克洗净切块，放沸水中焯烫约3分钟，捞出放凉。

4 锅内倒入适量高汤，放入鸡肉块、核桃仁、木耳，加入适量芹菜段，再加入无花果10颗，蒜少许，盐、白糖各适量，煮约1小时。

营养 师语	小米粥表面漂浮的一层"米油"，营养非常丰富，最适合产妇食用，所以一定不要丢弃。

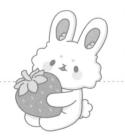

山楂粥

材料:

山楂、大米各100克,白糖15克。

做法:

1. 山楂用清水洗净,大米淘洗干净。
2. 山楂去核后,和大米一起放入锅内,加水约1000毫升,放火上煮。
3. 粥煮稠后关火,加白糖放凉后即可食用。

功效:

活血化瘀,健脾开胃,消食导滞。可促进子宫复旧,对因瘀血内阻所致的产后恶露不尽及产后腹痛有良好的食疗作用。

红糖小米粥

材料:

小米45克,红糖适量。

做法:

小米加水煮至米烂,加红糖适量即可食用。

功效:

小米中含有多种维生素、蛋白质、脂肪和碳水化合物,营养价值较高。红糖小米粥对于产后气血亏损,体质虚弱的新妈妈有很好的滋补作用。

牛奶麦片粥

材料:

麦片90克、白糖20克,牛奶500毫升。

做法:

1. 将麦片用清水浸泡30分钟。
2. 将麦片汤倒入锅中,用小火煮20分钟左右,加入牛奶拌匀,再煮3~5分钟后,加入白糖搅匀即可食用。

功效:

此粥含有丰富的B族维生素、维生素E及矿物质,具有养心安神、润肺通肠、补虚养血、促进代谢的功效,是新妈妈产后滋补气血的佳品。

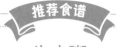

推荐食谱

牛肉粥

材料：

大米200克，牛肉100克，五香粉3克，黄酒8毫升，葱段、姜块、盐各适量。

做法：

1 将牛肉洗净，剁成肉末。

2 把大米淘洗干净。

3 将锅置火上，倒入开水烧沸，放入葱段、姜块、牛肉末、黄酒、五香粉煮沸，捞出葱姜，倒入大米煮成粥，用盐调味即成。

功效：

新妈妈食用此粥，可健脾胃、补充气血、强健筋骨，还可以治疗腰膝酸软、产后水肿等病症。

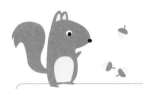

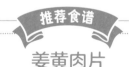

推荐食谱

姜黄肉片

材料：

里脊肉100克，荷兰豆30克，胡萝卜50克，姜片15克，姜黄粉3克，蛋清1/4个，料酒、淀粉各5克，味醂适量，盐少许。

做法：

1 将里脊肉洗净后切成薄片，用料酒、蛋清、淀粉腌10分钟至入味。

2 荷兰豆去头尾；胡萝卜切片。

3 将姜片炒至金黄色，加入姜黄粉，炒至香味溢出后放入腌好的里脊肉。

4 加入清水，用盐、味醂调味，加入荷兰豆、胡萝卜片翻炒至熟，即可出锅。

功效：

新妈妈在第一周食用此菜，可促进血液循环，有助于排出体内毒素，净化血液。

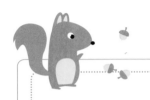

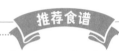

红枣天麻鲍贝

材料：

小鲍贝、干香菇各4个，红枣4枚，龙须菜200克，天麻20克，老姜6片，蚝油5克，香油少许，味醂1小匙，盐适量。

做法：

1 材料洗净，红枣去核，天麻用清水浸泡，干香菇用清水泡软，龙须菜去掉老叶后切段。

2 锅中油加热，放入老姜片炒香后加入香菇，两面略煎一下。

3 然后加入红枣、天麻、小鲍贝、蚝油、味醂、盐，用小火焖煮约10分钟。

4 另取锅焯烫龙须菜段，熟后捞出，铺在盘底。

5 将天麻鲍贝盛在龙须菜上，最后淋上汤汁即可。

功效：

龙须菜富含维生素和膳食纤维，加上鲍贝和天麻，营养均衡，可防治眩晕、消除疲劳，改善贫血和焦虑不安等症状。

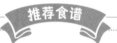

葛根海鲥鱼汤

材料：

海鲥鱼300克，葛根40克，黄芪20克，枸杞子8克，老姜6片，高汤200毫升，料酒、盐各少许。

做法：

1 将海鲥鱼洗净后切厚块，放盘内备用。

2 老姜放到干锅内煸到卷曲时，加入高汤、清水和葛根、黄芪、枸杞子，开锅后，用小火焖煮20分钟左右。

3 加入海鲥鱼，继续煮10分钟左右至熟。

4 加入盐和料酒调味后出锅。

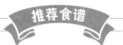

益母草红糖老姜茶

材料：

益母草40克，老姜15克，红糖15克。

做法：

1 老姜洗净切片。

2 将益母草、老姜、红糖加入清水中，用小火熬煮15分钟。

3 过滤后，将汤汁分成两份，早晚服用。

功效：

此茶有活血、行血、散瘀的功效，产妇饮用这道温和的茶饮，有助于恶露排出，子宫收缩。

第二阶段：以补血为主的产后第二周

进入月子的第二周，新妈妈的伤口基本上愈合了。经过上一周的精心调理，胃口已经明显好转。这时的新妈妈，可以开始多吃些补血食物来调理气血了，同时，还要注意多种维生素的摄取。

新妈妈可以多吃些苹果、梨、香蕉，在帮助新妈妈补血的同时，还能减轻便秘。动物内脏富含多种维生素，新妈妈可以多吃一些，帮助补充多种维生素。

❤ 一日月子餐参考

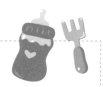

早餐：小米红枣羹1碗，鸡蛋1个，红糖锅贴1份。

午餐：米饭1碗，宫保鸡丁1份，阿胶炖牛腩1碗。

晚餐：土豆饼1个，西芹炒牛肉1份，油菜香菇牛肉汤适量。

阿胶炖牛腩的做法：

1 取黑豆30克，提前一天用热水泡软。

2 取牛腩300克，洗净切片，放入沸水中焯烫去血水后捞出备用。

3 取姜8克、阿胶10克、红枣4枚、川芎10片、桂皮和麦冬各5克，洗净备用。

4 在炖盅中倒入800毫升高汤，加入其他材料，放入蒸锅内，以大火煮沸后用小火炖煮1小时，加盐、白糖调味熄火，出锅即可食用。

油菜香菇牛肉汤的做法：

1 取油菜250克洗净。

2 取香菇150克洗净，去蒂切片。

3 取牛肉200克洗净切片，加生抽、白糖、淀粉、盐、水适量，腌制15分钟。

4 锅内放油烧热，放2片姜片和香菇片炒香，加水煮沸，放入油菜，待水沸后改小火，放入牛肉片，待牛肉片煮熟后放盐调味即可。

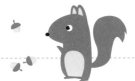

大多数新妈妈在产后有贫血现象，所以要食用一些补气血的滋补佳品，如红糖、阿胶、桂圆等，尤其是红糖。但是红糖不能饮用时间太长，一般控制在10～12天。因为时间太长，容易使产妇恶露增多，导致慢性失血性贫血，影响子宫恢复和身体健康。

麻油猪肝

材料：

猪肝150克，带皮老姜4片，黑麻油（黑芝麻炼制而成的油）30毫升，高汤适量。

做法：

1 先将猪肝洗净，切厚片。

2 黑麻油放入锅中大火烧热，放入老姜片，转小火炒香，再转为大火，放入猪肝片炒至变色。

3 将高汤放入锅中煮开，关火后趁热食用。

功效：

新妈妈食用可补血、补气。

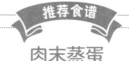

肉末蒸蛋

材料：

鸡蛋2个，猪肉（三成肥、七成瘦）50克，葱末、淀粉各5克，酱油10克，盐2克。

做法：

1 将鸡蛋打入碗内搅散，放入盐和适量清水搅匀，上笼蒸熟。

2 猪肉剁成末。

3 锅内放油烧热，放入肉末，炒至松散出油时，加入葱末、酱油、水，淀粉勾芡后浇在蒸好的鸡蛋上面即可。

功效：

鸡蛋和猪肉均有良好的养血生精、长肌壮体、补益脏腑之效，因其维生素A含量高，除了对新妈妈有良好的滋补之效外，对维生素A缺乏症也有辅治作用。

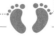

桂圆贵妃翅

材料：

鸡翅200克，桂圆、葱各50克，花生油、酱油各10克，料酒适量，盐2克，白糖5克，红葡萄酒20克。

做法：

1 将鸡翅膀去毛洗净，用盐、酱油腌好。

2 将桂圆去壳。

3 葱破开后切段。

4 将鸡翅放入热油锅内炸至金黄色捞出，锅内留油少许，放入葱段炒出香味，放入白糖、红葡萄酒及鸡翅，调好颜色及味道。

5 将鸡翅烧熟后脱骨，整齐地排入盘中。将桂圆围在鸡翅周围。

功效：

新妈妈食用可养血益气、壮筋健骨、补养脏腑，对产后气血虚弱有良好的补益作用，对于骨质发育及生血有益。

烧牛蹄筋

材料：

牛蹄筋250克，青菜心25克，酱油、料酒各10克，姜末、葱花各5克，水淀粉适量，煮牛蹄筋原汤50克。

做法：

1 牛蹄筋放入砂锅内，加适量清水，用小火煮至八成熟时捞出，切成2厘米长的条。

2 烧热油锅，先炒青菜心，随即把牛蹄筋、料酒、姜末、葱花、酱油及煮蹄筋汤倒入，煮开后调入水淀粉勾芡，即可装盘食用。

功效：

这道菜健脾益胃、强筋健骨、补而不腻，能为新妈妈提供丰富的营养素，并可预防产后子宫下垂、阴道壁膨出等病症。

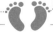

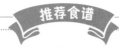

肉丁烧鲜贝

材料:

猪里脊肉200克,鲜贝100克,冬笋、香菇各适量,鸡蛋清1个,酱油、淀粉、料酒、盐、葱、姜、老汤各适量。

做法:

1 猪里脊肉洗干净,切成1厘米左右见方的肉丁,再将鸡蛋清、淀粉加少许水调成糊状,放入肉丁中搅拌均匀。

2 将鲜贝切开,放在开水锅中烫一下,捞出控干水分。

3 冬笋、香菇都切成1厘米左右见方的丁,葱、姜切成丝待用。

4 锅放入油烧热,把拌好的肉丁放入,炒到八成熟时捞出控油。

5 将锅内留少许油,放入葱、姜炝锅,再放入冬笋、香菇、鲜贝,翻炒几遍,然后放入盐、料酒、老汤,开锅后加入肉丁,炒匀后出锅。

功效:

这道菜具有化瘀、促进恶露代谢的功效,性温和、不燥,更适合体虚的月子期新妈妈食用。

黄豆炖牛腩

材料:

牛腱150克,黄豆70克,姜4片,丹参5克,炙甘草2.5克,山茱萸1.5克,红枣6枚,米酒10克,盐少许。

做法:

1 黄豆洗净,提前泡2小时。

2 牛腱切成块,用沸水焯烫洗净,捞出备用。

3 红枣去核,丹参、炙甘草、山茱萸用滤纸袋盛装。

4 将所有材料放入锅内,用适量清水炖煮约90分钟,将药材捞出,放入盐及米酒即可食用。

功效:

丹参祛瘀凉血,山茱萸温中散寒,有助于产后恶露排出、子宫收缩及乳汁的分泌。

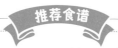

四君子黑豆炖乌鸡汤

材料（3餐份）：

乌骨鸡500克，黑豆100克，老姜5片，党参、茯苓各20克，白术10克，炙甘草、桂枝各5克，米酒20克，盐少许。

做法：

1　乌骨鸡切块，用沸水冲洗，装盘内备用。

2　将药材用滤纸袋盛装，备用。

3　在汤锅内加入全部药材、黑豆、老姜、米酒。

4　放入乌骨鸡，加水大火煮10分钟，再转小火炖约30分钟，调入盐即可。

功效：

此汤具有益气健脾的功效，新妈妈食用后，可改善虚弱体质，促进乳汁分泌，增强肝肾功能。

备注：

四君子是指人参、白术、茯苓、甘草四味药。产后前两周用党参较好，第三、四周用红参或西洋参较好，体质偏寒者用红参，燥热者用西洋参，脾胃功能不佳者用党参。

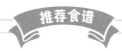

生津解渴茶

材料（3餐份）：

玄参15克，麦冬30克，生地10克，西洋参5克。

做法：

1　将所有药材放入清水中熬煮20分钟。

2　过滤后，将汤汁分3次饮用。

功效：

此茶具有清热、消炎的作用。如果新妈妈由于睡眠不足、饮食不当而产生虚火上升、咽喉痛、烦渴、皮肤干燥、长斑等症状，宜饮用此茶。

第三阶段：催乳食补期在分娩半个月后

宝宝长到半个月以后，胃容量会增长不少，对于新妈妈的乳汁需求也相应增加。这时新妈妈就不免担心母乳是否够吃了。

不要担心，新妈妈在这个时候就可以开始吃催奶食物。像豆腐、鲫鱼等，都可以帮助新妈妈生乳。

♥ 一日月子餐参考

早餐：馄饨1碗，胡萝卜牛肉1份，虾仁白菜包子1个。
午餐：米饭1碗，肉丁炒青豆1份，黄豆煲黑鱼适量。
晚餐：花生芝麻糊1碗，清炒菌菇1份，牛肉豆腐汤适量。

黄豆煲黑鱼的做法：

1 取黄豆50克和少量枸杞子分别用清水泡透。

2 取黑鱼1条，处理干净，剁成块。取少量姜片，放油锅中煎透。

3 将煎好的黑鱼放入砂锅内，再放入泡好的黄豆，倒入1碗清汤，适量玫瑰露酒，用大火煲开后改用小火慢煲。

4 待汤汁稍浓时，加入泡好的枸杞子，加入适量葱段，放入少许盐调匀，再煲15分钟，放入香油即可出锅食用。

营养师语 新妈妈为了保证乳汁的分泌与质量，要均衡摄取各种营养。由于催乳汤属于高热量食物，饮用过多会导致消化不良，所以对于乳汁分泌正常、身体健康的新妈妈而言，喝催乳汤要适可而止。

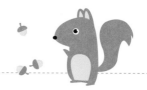

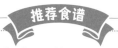

鸡汁香菇糯米粥

材料：

糯米60克，鸡胸肉80克，干香菇2朵，红皮洋葱1/2个，芥蓝梗少许，鸡高汤适量，酱油5克。

做法：

1 将糯米淘洗干净，在清水中泡15分钟，捞出，控干。

2 在汤锅内放糯米和鸡高汤同煮，煮到粥状的程度。

3 再把其他材料洗净，干香菇泡发后切成丝状，鸡胸肉切条，芥蓝梗切丁，红皮洋葱切薄片。

4 坐锅放油，将洋葱片、香菇丝炒香后，放入鸡肉条炒熟，放酱油，再放入芥蓝梗丁炒熟，出锅。

5 将菜拌入糯米粥，即可食用。

功效：

这道菜强脾健胃、补充体力，适宜新妈妈作为早餐食用。

鲫鱼豆腐汤

材料：

鲫鱼1条，豆腐400克，黄酒5克，葱花、姜片各3克，盐2克，水淀粉适量。

做法：

1 豆腐切成5厘米厚的片，用盐沸水烫5分钟，控干水分后待用。

2 将鲫鱼除去鳞和内脏，抹上黄酒、盐，腌10分钟。

3 锅放入油烧热，爆香姜片，将鱼两面煎黄，加水适量，用小火煮沸30分钟，放入豆腐片，用水淀粉勾薄芡后撒上葱花，即可食用。

功效：

鲫鱼营养丰富，有良好的催乳作用，对新妈妈身体恢复有很好的补益作用。豆腐营养丰富，含蛋白质较高，对于产后康复及乳汁分泌有很好的促进作用。

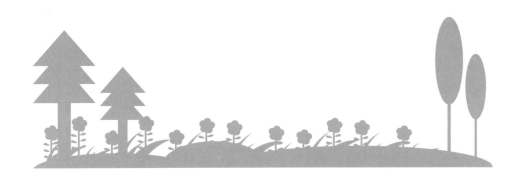

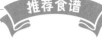

元宝肉

材料:

猪肉、香菇各100克，鸡蛋2个，酱油、料酒各5克，葱、姜各3克。

做法:

1 将猪肉刮洗干净，切成5厘米长、1.5厘米厚的片，放入油锅加葱、姜、料酒炒几下取出。

2 鸡蛋煮熟，剥壳，用酱油浸泡几分钟，放入油锅里炸一下取出，切块。

3 将肉片和鸡蛋块整齐地摆放在碗内，上锅蒸熟。

4 香菇焯一下垫底，将蒸好的元宝肉扣在香菇上即可。

功效:

新妈妈产后食用既可疗养身体，又可促进乳汁分泌，并能预防及治疗维生素A缺乏症。

红枣煮猪蹄

材料:

猪蹄500克，红枣6枚，花生米30克，姜、葱、盐、料酒、胡椒粉、清汤各适量。

做法:

1 猪蹄洗净、切成块；红枣、花生米用水泡透；姜去皮切片，葱切段。

2 锅内加入适量水烧开，放入猪蹄煮净血水。

3 将油倒入锅中，放入姜片、猪蹄块，淋入料酒爆炒片刻后，加入清汤、红枣、花生米、葱段，用中火煮至汤色变白，加盐、胡椒粉调味即可。

功效:

可帮助新妈妈补血益气，强身通乳。

花生炖猪蹄

材料:

猪蹄500克，花生末30克，盐适量。

做法:

1 将猪蹄洗净，用刀划口。

2 将猪蹄放入锅中，加入花生末、盐和适量水，先用大火烧开，撇去浮沫，再用小火炖至熟烂即可食用。

功效:

猪蹄的胶原蛋白丰富，有养血益阳的作用，可帮助新妈妈通乳，适合乳少的新妈妈食用。

鸡蓉蒸饺

材料：

面粉500克，鸡肉400克，火腿末、水发香菇末各50克，葱末、姜末、料酒、盐、香油各适量。

做法：

1 把洗干净的鸡肉剁碎成肉蓉，放入盆中，加入火腿末、水发香菇末、葱末、姜末、料酒、盐、香油，搅拌成馅。

2 面粉加水和成面团，做成面剂，擀皮包馅，成饺子状，蒸锅放水烧开后，将饺子放入蒸锅内，旺火蒸熟。

功效：

鸡肉温中益气、补精添髓。这道菜乳汁不足、水肿、食欲缺乏等症状有食疗作用。

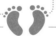

珍珠奶露

材料（2餐份）：

西米露50克，鲜奶200克，甘蔗汁100克，西洋参粉5克，珍珠粉2克。

做法：

1 锅内放适量水，加入西米露煮5分钟左右，关火，在锅中静闷10分钟，捞出沥干。

2 鲜奶用微波炉加热。

3 把鲜奶、甘蔗汁、珍珠粉、西洋参粉混合后，放入煮好的西米露中即可食用。

功效：

清燥润肺，美肤养颜。

注意：

西米露一定要先煮后闷，让米心熟透。如果加热时间太长或温度太高，都会让其营养成分遭到破坏。

玄参桑叶茶

材料：

生甘草、连翘各8克，玄参10克，桑叶20克。

做法：

1 将所有药材用清水煎煮15分钟。

2 过滤后饮汤汁。

功效：

这道茶清除肺热、止咳、止喉痛。如果新妈妈在月子期间感冒，有发热、咽喉痛、口干燥咳等症状时，可饮用此茶。

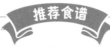

这些美味又营养的食谱，可以帮助新妈妈轻松应对产后的各个阶段。

本书提醒新妈妈，任何美食都要适量食用，荤素搭配着吃，并且根据自身情况和口味来选择食谱。

月子期水果的正确吃法

水果营养丰富，味道鲜美，是每一位爱美的新妈妈都喜欢的食物。老观念认为，水果是生冷食物，不适合新妈妈吃。那么，到底吃水果对新妈妈的身体有没有好处呢？

营养专家告诉我们："新妈妈适当吃些水果，能增加营养，帮助消化，补充维生素和矿物质，对新妈妈恢复身体健康很有帮助。"下列水果对产后恢复更加有利。

香蕉 > 香蕉中含有大量膳食纤维和矿物质，有通便、补血的作用。由于新妈妈多处于卧床休息的状态，胃肠蠕动较差，常常会发生便秘。因此，新妈妈若多吃些香蕉可防止产后便秘。

橘子 > 橘子中含维生素C和钙质较多，维生素C能增强血管壁的弹性和韧性，防止出血。新妈妈生完宝宝后，子宫内膜有较大的创面，出血较多。多吃些橘子，可防止产后出血。

山楂 > 山楂中含有丰富的维生素和矿物质，还含有大量的山楂酸、柠檬酸，能够生津止渴、散瘀活血。适当吃些山楂，能够帮助新妈妈增进食欲、帮助消化，有利于身体康复。另外，山楂有散瘀活血作用，能排出子宫内的瘀血，减轻腹痛。

红枣 > 红枣含有维生素C、碳水化合物和蛋白质。中医认为，红枣具有补脾养胃、益气生津和解百毒的作用，尤其适合产后脾胃虚弱、气血不足的新妈妈食用。其味道香甜，吃法多种多样，既可口嚼生吃，也可煮熟吃。

桂圆 〉 中医认为，桂圆味甘、性平、无毒，入脾经、心经，为补血益脾之佳果。产后体质虚弱的新妈妈可适当吃些新鲜的桂圆或干桂圆，这样既能补脾胃之气，又能补心血不足。

营养专家建议新妈妈将水果洗净生吃，这样营养保留最全。如果新妈妈体质较寒，可以将水果制成美味佳肴，帮助怕吃生冷水果的新妈妈吸收水果的营养。

水果美味食谱

水果西米露

材料：
西米50克，牛奶200克，白糖少许，水果丁适量。

做法：
1 将西米洗净后，倒入沸水中煮至半透明，控干水分。
2 煮一锅沸水，将煮至半透明的西米倒入沸水中煮至透明，将沸水倒去。
3 煮一小锅牛奶并加少许白糖，将西米倒进牛奶中煮开。将煮好的西米牛奶放凉，加入水果丁即可。

团团圆圆甜甜汤

材料：
鲜桂圆80克，生姜10克，红枣50克，红糖35克。

做法：
1 鲜桂圆去壳洗净，生姜切片，红枣洗净。
2 炖盅内加入鲜桂圆果肉、姜片、红枣、红糖和适量清水，加盖。
3 将炖盅放入锅内，隔水用中火炖约30分钟即可食用。

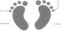

香蕉冰糖陈皮汤

材料：

香蕉2根，冰糖20克，陈皮2片。

做法：

1 香蕉去皮，切段。

2 把陈皮用温水浸泡，再用清水洗净，切成丝。

3 将陈皮丝放入砂煲内，加清水适量，用大火煲至水开，放入香蕉段煲沸，改用小火煲15分钟，加入冰糖，煲至冰糖化即可。

功效：

此汤有润肠通便、润肺止咳的作用，可用于辅治新妈妈产后便秘。

红枣糯米粥

材料：

黑米50克，糯米80克，红枣10克，当归6克，元胡3克，冰糖5克。

做法：

1 糯米、黑米分别洗净，用冷水浸泡3小时后捞出，沥干水分。

2 将元胡用小布袋包好。

3 当归、红枣用冷水洗净。

4 锅中加入冷水，放入黑米、糯米、当归，并放上元胡布包，用大火烧沸。

5 再用小火煮约半小时，加入红枣，继续熬煮15分钟。

6 加冰糖调味，稍焖片刻，即可盛起食用。

凉拌果蔬

材料：

橘子罐头50克，圆白菜、绿豆芽各20克，裙带菜10克，香油、酱油各适量。

做法：

1 将橘子罐头的汤汁倒掉，沥干。

2 将圆白菜切成细丝，绿豆芽去根须，裙带菜切碎。将以上蔬菜用热水稍烫，以滤网沥干水分。

3 将橘子、圆白菜丝、绿豆芽、裙带菜碎放入盘中搅拌均匀，用香油和酱油调味即可食用。

月子进补有方法

很多新妈妈可能都会担心，生宝宝会使自己变老、变胖，甚至害怕自己会因此落下病根。其实，新妈妈并不需要过多担心，因为这些都是由于产后护理不当引起的。

月子是女性一生当中调养身体的重要时期，如果调养得好，可以让新妈妈比以前更美丽、更健康。如果还能够掌握一些月子期间滋补的秘诀，则可以让新妈妈美丽加倍。

中药滋补效果好

中医讲究以内养外、治标治本，越来越多的人想通过服用中药达到滋补、美容的目的。

药膳是中医的升华，它是中国传统的医学知识与烹调经验相结合的产物。产后药膳则对新妈妈的身体恢复有着十分积极的作用。

药膳因其含有中医理论，所以不懂中医的新妈妈是无法自己调制的。本书准备了一些十分有利于产后恢复的药膳美食，新妈妈只要跟着本书自己动手制作就可以吃到健康、美味的药膳了。

美味药膳食谱

四神猪肝粥

材料：

猪肝、怀山药各30克，莲子3颗，薏米20克，芡实15克。

做法：

1 将莲子、薏米和芡实用水加盖泡2小时。

2 将山药和猪肝洗净、切丁。

3 将以上食材加盖用大火煮开后转小火煮15分钟，即可食用。

功效：

这款粥可温肾暖脾、促进新陈代谢、调节排便、帮助入睡、减少疲劳感。新妈妈在剖宫产的前3天食用，还能防止伤口发炎。

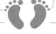

首乌猪心

材料:

首乌9克,猪心150克,姜4片,黑麻油15克。

做法:

1 猪心洗净,切成1厘米的片。
2 黑麻油加热,放入姜片。
3 转大火,放入猪心炒至变色,加首乌。
4 放入水煮开后关火,趁热吃。

功效:

首乌可帮助新妈妈补肝肾,益精血。

杜仲腰花

材料:

杜仲9克,猪腰1副,姜15克,黑麻油15克。

做法:

1 猪腰洗净,在水中浸泡2小时,切开成两半,将里面的白色尿腺剔除干净。
2 杜仲洗净后放入水中加盖煮开,转小火炖半小时,取汁备用。
3 将清理干净的猪腰在表面斜切数刀后,切成3厘米宽的小片。
4 黑麻油加热,放入姜,转大火,放入腰花炒至变色。
5 放入备用的汤汁,煮开后关火,趁热吃。

功效:

猪腰有补肾利尿的作用,杜仲则可促进人体骨骼和肌肉中胶原蛋白的合成和分解,有促进代谢、预防骨质疏松的作用,对于新妈妈产后体虚腰痛、骨质疏松有很好的疗效。

十全鱼汤

材料：

鱼300克，姜15克，黑麻油30克，十全包（黄芪6克，党参、熟地、当归、茯苓、白术、白芍、川芎各3克，肉桂0.5克，甘草1克）。

做法：

1 鱼洗净备用。

2 黑麻油加热，然后放入姜。

3 加入鱼、十全药包加水大火煮开，炖30分钟后，即可食用。

功效：

新妈妈食用可改善产后虚弱体质。

很多生完宝宝的新妈妈都会感觉到腰痛，这可能是子宫积血、缺乏锻炼或一些疾病等原因引起的，也可以通过药膳来调养。

药膳调理腰痛食谱

八宝山楂粥

材料：

当归20克，川芎10克，红花、干姜各6克，生山楂30克，桃仁15克，大米100克，红枣4枚，红糖适量。

做法：

1 先将上述前5味中药放入砂锅，加适量水，浓煎40分钟，去渣取汁，加红糖调匀。

2 将大米、红枣、桃仁一起放入砂锅，加水用小火煨煮成稠粥。

3 加煎药汁拌匀，继续煮到开锅即可。每天分早晚2次服用。

功效：

适合瘀血留滞引起的产后腰痛，或腰部疼痛连带下腹、痛处固定不移的新妈妈服用。

杜仲羊肉汤

材料：

生姜、杜仲、枸杞子各15克，肉苁蓉30克，党参、当归各20克，羊肉200克。

做法：

将生姜切片，羊肉切成小块，同5味中药一起放入砂锅，加水炖至羊肉熟透后即可。新妈妈可在早晚空腹服用。

功效：

适合肾虚血亏引起的产后腰痛，或感觉腰膝酸软、头晕眼花的新妈妈服用。

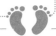

肉桂山药栗子粥

材料：

肉桂、干姜各10克，白术20克，甘草6克，山药30克，茯苓15克，栗子、糯米各50克。

做法：

1 将前4味中药放入砂锅中加水泡透，煎30分钟后倒出药汁备用，再加水煎20分钟后，将药汁倒出备用。

2 将两次倒出的药汁合在一起放在砂锅内，再放入山药、茯苓、栗子、糯米，用小火炖烂成粥。新妈妈在晚上睡觉前趁热喝一碗效果最好。

功效：

适合寒湿痹阻的产后腰痛，或腰痛沉重的新妈妈服用。

小贴士

● 药膳中所用到的中药在中药店一般都可以买到。

● 由于药膳毕竟存在中药成分，所以，请新妈妈严格按照上述比例调配，才能吃出健康、吃出美丽。

常见易做的滋补汤

新妈妈生完宝宝后，家里人都要炖一些营养丰富的汤来为新妈妈滋补身体。喝汤不但可以增加新妈妈的营养，还能促进产后恢复，同时，也起到催乳的作用，能提供宝宝充足的母乳。

新妈妈产后喝汤也是有讲究的。如果产后乳汁迟迟不下或下得很少，就应早些喝点滋补肉汤，以促使下乳，反之就迟些喝肉汤，以免过多分泌乳汁造成乳汁淤滞。

汤越浓，脂肪含量就越高，乳汁中的脂肪含量也就越高。含有高脂肪的乳汁不易被婴儿吸收，会引起新生儿腹泻。

那么，自己在家要怎样动手才能煲得一碗靓汤呢？为此，我们准备了一些营养、美味的滋补汤谱，新妈妈快点来学习吧！

月子滋补汤谱

益母木耳汤

材料：
益母草50克，干木耳5克，白糖10克。

做法：
1 益母草用纱布包好，扎紧口；木耳水发后去蒂洗净，撕成碎片。
2 锅中放入适量清水、药包、木耳，煎煮30分钟，取出益母草包，放入白糖再煮几分钟即可食用。

功效：
新妈妈喝此汤可养阴清热，防治产后血热和恶露不尽。

鸡血豆腐汤

材料：
鸡血150克，嫩豆腐250克，香油10克，葱花8克，酱油5克。

做法：
1 鸡血蒸熟，用刀切成5厘米见方的块，清水洗净；嫩豆腐切成方块，用开水烫一下。
2 锅中放入水烧开，倒入鸡血块、豆腐块，待豆腐漂起加葱花、酱油，再烧开，放香油即可食用。

功效：
鸡血通络活血；豆腐清热解毒，润燥生津，补益中气。新妈妈食用此汤，有滋补作用，并可防止产后恶露不止。

菠菜鱼片汤

材料：

净鱼肉100克，菠菜50克，火腿15克，盐3克，料酒3克，葱段、姜片各适量。

做法：

1 将净鱼肉切成0.5厘米厚的薄片，加盐、料酒腌30分钟；菠菜择洗干净，切段，用沸水焯一下；火腿切末。

2 锅中放入油烧至五成热，下葱段、姜片爆香，放鱼片略煎，加水煮沸，用小火焖20分钟后，放入菠菜段，撒入火腿末，盛入汤碗即可食用。

功效：

此汤含有丰富的蛋白质、脂肪、钙、磷、铁、锌、维生素B_1、维生素B_2、维生素E、维生素C等多种营养素，有增乳、通乳的功效。

火腿冬瓜汤

材料：

火腿片50克，冬瓜250克，葱花、盐各适量。

做法：

1 冬瓜去皮和瓤后洗净，切成0.5厘米厚的片。

2 锅中放油烧热，下葱花炸香，放入适量清水，煮沸后撇去浮沫，下冬瓜片，煮至酥软，加火腿片、盐，继续煮3～5分钟即可食用。

功效：

此汤含有优质蛋白质、脂肪、维生素C、钙、磷、钾、锌等，对产妇小便不畅、小腹水胀、乳汁不下等症有辅助疗效。

荔枝红枣汤

材料：

荔枝7颗，红枣7枚，红糖适量。

做法：

荔枝去壳，与红枣一起放入小锅内，加水上火，焖煮成汤，再加红糖稍煮一会儿，即可食用。

功效：

荔枝有补脾益肝、生血养心的功效；红枣有安中益气作用。二者同煮成汤，相辅相成。新妈妈每天喝1碗，连喝几天，会起到补血的作用。

益寿银耳汤

材料：

干银耳、枸杞子、桂圆肉各15克，冰糖100克。

做法：

1 干银耳用温水泡发后洗净，用水焯一下，再用清水冲凉，上屉蒸熟。

2 枸杞子洗净，上屉蒸熟。

3 将水烧沸，加入冰糖，待冰糖化后放入银耳、枸杞子、桂圆肉，煮沸片刻即可食用。

功效：

此汤可帮助新妈妈补肾强身，养阴润肺，让体虚的新妈妈早日恢复健康。

备注：

银耳忌用开水泡发，可用冷水泡。

小贴士

如果新妈妈担心汤里的油脂会使自己发胖，可以把汤放凉，然后用吸管喝，这样就可以避开浮在汤表面的油脂。

最有效的下奶餐

母乳营养丰富，是宝宝成长最自然、最安全、最完整的天然食物。但是近年来，有越来越多的新妈妈却发生了奶水不足的问题。

专家总结造成新妈妈奶水不足的原因，大致来自以下几个方面。

● 过早添加配方奶或其他食品

这是造成奶水不足的主要原因之一。由于宝宝已经吃了其他食物，并不感觉饥饿，自然就减少了吸奶的时间，如此一来，乳汁便会随之自动减少分泌。

● 喂食时间过短

有些新妈妈限制喂哺的次数，或者每次喂食时间过短，都会造成母乳产量减少。事实上，喂哺母乳不必有固定的时间表，宝宝饿了就可以吃，每次哺乳时间应由宝宝自己决定。

要知道，有时候宝宝的嘴离开妈妈的乳头，可能只是想休息一下、喘一口气，或是因为好奇心想要观察周围的环境等，并不是真正吃饱了。

● 快速生长期添加辅食

在宝宝出生后的2~3周、6周以及3个月，是婴儿较为快速的生长阶段。此时的宝宝会频频要求吃奶，这是帮助新妈妈增加奶水量的大好机会。如果新妈妈在此时添加其他食物喂宝宝，则会妨碍奶水分泌。

● 新妈妈营养不良

新妈妈月子期间应该多注意营养，不宜过急减重，以免影响乳汁分泌。新妈妈要注意均衡营养，并且多吃些富含蛋白质的食物，这样可以帮助新妈妈提高产奶量。

● 吸奶器损坏或使用不当

有的新妈妈已经康复上班，便会用吸奶器挤出母乳来喂食宝宝，可是乳汁越挤越少。这时，请新妈妈先检查吸奶器是否损坏，如果损坏请及时更换。

另外，由于大多数吸奶器并不像宝宝的嘴那样，具有增加母乳产量的能力，因此，新妈妈在挤奶时一定要耐心。

● 药物影响

如果新妈妈吃含雌性激素的避孕药，或因疾病正接受某些药物治疗，有时则会影响乳汁的分泌。此时，新妈妈应避免使用这些药物，在就诊时，应让医生知道你正处于哺乳期。

● 睡眠不足，压力过大

"母亲"这份工作是十分消耗精力和体力的，因此，建议新妈妈放松心情，多找时间休息，就可以解决暂时奶水不足的现象。

新妈妈若多多注意上述问题，则可大大地减少奶水不足现象的发生，同时，新妈妈也可以通过食补来改善奶水不足的情况。

美味增乳食谱

花生莲藕汤

材料：

莲藕250克，花生米100克，红枣10枚。

做法：

1 将莲藕洗净，切成小块；花生米、红枣（去核）洗净。

2 把全部用料一起放入砂锅内，加清水适量，大火煮沸后再转小火煮3小时即可。

芙蓉鲫鱼

材料：

鲜鲫鱼1条，鸡蛋1个，火腿50克，姜片、香菜各5克，熟花生油、盐、胡椒粉各适量。

做法：

1 鲜鲫鱼洗净；鸡蛋磕开，去掉蛋黄，留下蛋白打散；火腿切小丁。

2 将处理好的鲫鱼摆入鱼盘中；鸡蛋白加少许清汤，调入盐，倒在鲫鱼上，摆上姜片。

3 蒸笼烧开水，将鱼盘放入，用小火蒸8分钟，去掉姜片，撒上胡椒粉、火腿丁，淋入熟花生油，撒上香菜即可。

豆腐香菇炖猪蹄

材料：

豆腐、丝瓜各200克，鲜香菇50克，猪前蹄1个，盐4克，姜丝、葱段各5克。

做法：

1 将猪蹄去毛、洗净，用刀剁成小块；将丝瓜削去外皮，洗净后切成薄片；鲜香菇去蒂；豆腐切块。

2 将猪蹄置于锅中，加入适量水，煮至肉烂时放入香菇、豆腐块、丝瓜片，加入盐、姜丝、葱段，再煮几分钟即可食用。

牛肉清圆汤

材料：

牛肉200克，胡萝卜50克，白萝卜100克，桂圆肉5克，红枣5枚，姜片、葱段、盐、料酒、胡椒粉各适量。

做法：

1 将牛肉切成块；胡萝卜、白萝卜去皮、切成块；红枣泡透。

2 锅中加入适量的水，水开时放入牛肉块和胡萝卜、白萝卜块用中火煮片刻，倒出备用。

3 锅中倒入少量油，放入姜片、葱段爆香，撒入料酒，加入牛肉块和胡萝卜、白萝卜块，再加入清汤、红枣、桂圆肉煮至烂熟。最后，加入盐、胡椒粉再煮5分钟即可食用。

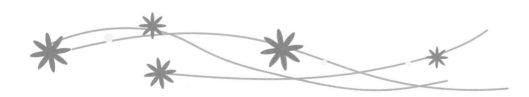

香菇鸡翅

材料：

鸡翅6个，水发香菇50克，鸡清汤750克，酱油、盐、白糖、葱段、姜片、料酒各适量。

做法：

1 将鸡翅的翅尖切掉，用酱油、料酒腌制片刻；水发香菇去蒂洗净，切片。

2 炒锅中倒入油烧至七成热，放入鸡翅，煎成金黄色，捞出沥油。

3 炒锅中放入油烧热，放入葱段、姜片煸香，倒入鸡翅，加适量酱油稍煸上色，加入鸡清汤、白糖、盐，大火烧开，用小火焖熟。加香菇片再用小火焖20分钟即可。

上述几款简单易做的美食有较好的下奶作用。如果新妈妈正在为奶水不足而烦恼，不妨试一试用美食来解决奶水不足的问题吧！

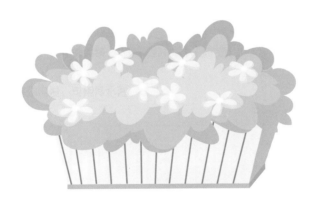

Part 3

与月子病说
"拜拜"

新妈妈满怀期待地度过十月怀胎，小宝宝终于出来与新妈妈见面了。随之而来的还有一些小麻烦，像恶露、头痛、脱发或失眠等，都有可能来打扰新妈妈。

产后若有月子病找上门，肯定是每一位新妈妈都不愿意发生的。如果新妈妈能够现在就学习一些应对产后月子病的知识，就可以大大地减少月子病的发生，不用再怕月子病来敲门了。

宝宝的出生并不能带走一切身体不适，新妈妈还有可能发生一些产后并发症。对此，新妈妈不需要过分担心。科学地认知、安心地调养，可以帮助新妈妈平安度过这段时期。

会阴撕裂

新妈妈在月子中的另外一件痛苦的麻烦事就是会阴撕裂。特别是自然分娩的新妈妈，无论有没有侧切，一般都会感觉会阴疼痛。

原因

❶ 自然撕裂

新妈妈分娩过程中，如果产力过猛、产道紧小、宝宝太大、宝宝娩出过快或助产技术不良等因素，都可造成会阴撕裂伤，严重时还可造成子宫颈、阴道撕裂。轻度仅为皮肤、黏膜擦伤或撕裂伤，中度伤及肛门括约肌，但没有断裂，重度会使肛门括约肌断裂。

损伤较轻时，新妈妈虽然感觉到会阴部有烧灼痛，但一般出血很少，较重的撕裂伤则可能伴有明显出血，医生必须进行缝合修补，才能保证愈合。否则就会引起便失禁，给生活带来很大的麻烦。

❷ 会阴切开术的伤口

施行会阴切开术造成的伤口。这种伤口很整齐，待宝宝和胎盘娩出后，也很方便缝合，一般4～5天即可拆线。对新妈妈来说，这样做十分有利，现已是产科非常普通的一个助产小手术了。

护理

会阴是十分私密的部位，面对这么私密又麻烦的痛苦事，新妈妈应该如何护理呢？专家建议护理会阴应做到以下几个方面。

❶ 保持会阴部清洁

不论是自然撕裂，还是切开的伤口，一般都可在3～5天内愈合。在这几天，新妈妈要每天坚持用温水冲洗2次。为防止伤口污染，每次便后用消毒棉擦拭冲洗外阴，应该由前向后擦，擦完后需再次冲洗。同时，新妈妈还应注意勤换卫生巾，避免湿透，浸湿伤口。

❷ 防止会阴切口裂开

新妈妈若发生便秘时，不可用力排便。可用开塞露或液体石蜡润滑，尤其是拆线后的前2～3天，新妈妈还应避免做下蹲、用力动作。解大便时应先收敛会阴部和臀部，然后坐在马桶上，可有效地避免会阴伤口裂开。

由于会阴切开术一般是采用右侧切开，所以坐立时身体重心宜偏向右侧，既可减轻伤口受压而引起的疼痛，也可防止表皮裂开。新妈妈还应避免摔倒或大腿过度外展而导致的伤口裂开。并且不宜在拆线当日出院，伤口裂开多发生在拆线的当天，回家后伤口裂开会给处理带来麻烦。

❸ 避免伤口发生血肿

宝宝出生后的最初几天，新妈妈应采取右侧卧位，促使伤口内的积血流出，不致因积血而形成血肿，影响愈合，也可防止恶露中的子宫内膜碎片流入伤口，日后形成子宫内膜异位症。

等到4～5天后伤口长得较为牢固，并且恶露难以流入时，便可采取左右轮换卧位。同时，新妈妈应多关注会阴切口的情况，若在术后1～2小时内伤口出现疼痛，且越来越剧烈，应马上与医生联系，及时进行处理。

❹ 避免会阴切口感染

当伤口出现肿胀、疼痛、硬结，并在挤压时有脓性分泌物流出时，应在医生的指导下服用抗生素，拆除缝线，以利脓液流出。

新妈妈可采用1：5000的高锰酸钾温水溶液来坐浴，每天2次，每次10～15分钟。还可用清热、解毒、散结中药煎液清洗伤口。配合使用局部理疗，也可促进伤口愈合。

⑤ 小心护理水肿伤口

新妈妈的伤口水肿时，缝合线勒得就会很紧，疼痛持续不减。这时可用95%的酒精纱布或50%硫酸镁溶液进行局部热敷、湿敷，每天2次。新妈妈采用卧位时，尽量将臀部抬高一些，有利于体液回流，减轻伤口水肿和疼痛。

饮食调养

另外，在饮食方面，我们还要给新妈妈一些特别叮嘱。

① 宝宝出生后的1周内，新妈妈最好进食少渣的饮食，如藕粉、蛋汤、米汤、稀粥等半流质食物，以防形成硬便难以排出，影响会阴伤口愈合。便秘时，可多吃些香蕉来通便。

② 饮食上新妈妈应注意补充蛋类和瘦肉，可促进伤口修复。同时，还应多吃新鲜蔬果，除细粮外应吃些粗粮，不吃辛辣及刺激性食物。

③ 在伤口未愈合前，新妈妈则要少吃鱼类。因为鱼中含有的有机酸物质具有抑制血小板凝集的作用，不利于伤口愈合。

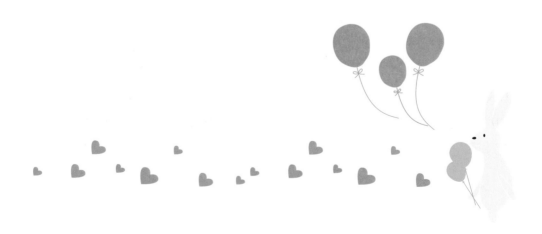

会阴侧切

据有关调查显示，在顺产时进行侧切手术的新妈妈比例是：国外20%左右，国内则高达90%。为什么国内要如此普遍地采用侧切呢？

侧切不应该作为常规手术应用在临床，侧切需要很多前提条件，如产科医生和护士有很强的责任心，高超的医术，丰富的临床经验和判断能力，以及对产妇更加细心的照顾和护理等。我国目前大部分地区的医疗水平和诊疗环境无法满足这些条件。

医生决定采用侧切，很大一部分理由就是为了避免产妇的会阴撕裂。在这一点上，国外妈妈的一些做法值得我们学习，她们通常会在妊娠大约32周的时候，就每天开始进行会阴的按摩和锻炼，以增加肌肉组织的柔韧性和弹性，具体操作如下。

1 产道按摩

- 修剪指甲，洗净双手，坐在温暖舒适的地方，把腿伸展开，呈半坐位的分娩姿势。
- 把一面镜子放在会阴前面，面朝会阴部。这样可以清楚地看见会阴周围肌肉组织的情况了。
- 选择一些按摩油，例如橄榄油，或者水溶性润滑剂，用拇指和手指把按摩油涂在会阴周围。
- 把拇指尽量深地插入阴道，伸展双腿。朝直肠的方向按压会阴组织。轻柔地继续伸展会阴口，直到觉得有些轻微的烧灼或刺痛的感觉。
- 保持这种伸展，直到刺痛感觉平息，然后继续轻柔按摩阴道。
- 按摩当中，在阴道里勾起拇指，并且缓慢地向前拉伸阴道组织，分娩时宝宝的头也会这样出来的。
- 最后，前后轻柔按摩拇指和食指之间的肌肉组织大约1分钟。
- 过于用力会引起会阴部敏感的肌肤出现瘀伤和刺痛，在按摩期间不要用力按压尿道，因为这样会导致感染和发炎。

2 锻炼括约肌
● 绷紧阴道和肛门的肌肉，每天做200次，每次8~10秒。也可以试着在小便的时候收缩肌肉，停一下后再继续。

3 与医生沟通

值班的医生很可能同时要面对好几个产妇，因此，不大可能耐心讲述产妇为什么要接受侧切。根据调查数据显示，有70%左右的新妈妈，在侧切时并没有得到医生的通知，而是在不清楚的情况下被侧切了。为了产妇的知情权，事先和医生沟通很有必要。

首先，产妇应该了解有几种情况非做侧切不可。

● 会阴弹性差、阴道口狭小或会阴部有炎症、水肿等情况，估计胎儿娩出时会发生会阴部严重的撕裂。

● 胎儿较大，胎头位置不正，再加上产力不强，胎头被阻于会阴。

● 子宫口已开全，胎头较低，但是胎儿有明显的缺氧现象，胎儿心率发生异常变化，或心跳节律不匀，并且羊水混浊或混有胎便。

● 借助产钳助产时。

如果出现以上这几种情况，千万不要迟疑，应该尽量配合医生，尽早实行侧切。同时，也希望新妈妈从妊娠32周开始能够通过每天锻炼、按摩，来避免分娩时侧切。

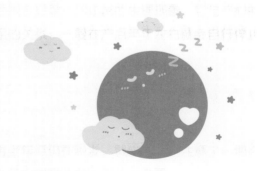

产后阴道松弛

如果新妈妈想要恢复和谐的性生活，那么，调养好身体是十分重要的，尤其是私密部位，特别需要恢复紧致。

阴道为什么会松弛

小佩生完宝宝2个月后，夫妻俩开始温存。可是令两人沮丧的是，小佩阴道的"紧握"能力明显下降，努力好几次仍不见效，这让苦等了快一年的老公很是扫兴，小佩也因此感到气馁。

这是因为经历了分娩，新妈妈生殖器发生了变化。包括阴道内部的肌肉发生改变，会阴处撕裂或是侧切造成不同程度的损伤，骨盆韧带变宽，阴道口变得宽大。

在自然分娩时，宝宝是经过阴道娩出的。正常宝宝头部的直径约有10厘米，而妈妈的正常阴道直径为2.5厘米，因此经过宝宝的挤压，妈妈的阴道会明显扩张，造成产伤，导致阴道松弛。经过数次分娩的妈妈情况则更严重。

而阴道变松弛、缺少弹性，久而久之，会让部分新妈妈出现尿道或膀胱膨出，导致张力性尿失禁、排尿困难或反复泌尿系统感染，情况严重时甚至出现便秘、大便解不干净等现象。

分娩还会让部分新妈妈在性生活时对刺激反应迟钝，很难达到性高潮。日久导致性冷淡，影响夫妻生活质量甚至导致夫妻感情破裂。

对于产后新妈妈来说，阴道松弛的现象很普遍。那么，通过调养来恢复阴道的紧致就显得很重要。

练出紧致阴道

有些新妈妈精力全部放在宝宝身上，没有时间去运动，产道肌肉得不到锻炼，因此，就容易发生产后阴道松弛。

产后的新妈妈不妨做一些锻炼，可以帮助加强阴道、肛门括约肌及盆底肌肉的收缩力，促进新妈妈产后恢复紧致阴道。

① 仰卧悬腿

新妈妈将臀部放在床沿后仰卧，双腿挺直伸出悬空，不要着地，双手按住床沿，以防下滑，双腿合拢，慢慢向上举起，双膝伸直向上身靠拢，当双腿举至身躯的上方时，双手扶住双腿，使之靠向腹部。双膝保持伸直，然后慢慢放下，双腿恢复原来姿势。如此反复6次，每次10分钟，每天1次。

② 仰卧悬臀

新妈妈平躺在床上，双脚打开与肩同宽。然后双膝弯曲，使小腿垂直，将自己的臀部尽量向上抬高。此时将分开的双膝靠拢3秒钟，再将双膝缓慢分开，臀部轻轻放下，每次约做10次。

③ 提肛

每天早晚在空气清新的地方，深吸气后闭气，紧缩肛门10~15秒，然后深呼气，放松肛门，如此重复。习惯了以后，平时生活中都可以进行，不在于次数的多少，有时间就可以进行上述锻炼。

经过训练，盆腔肌肉的张力就会大大改善，阴道周围肌肉也就变得有力，阴道松弛就可以不药而愈了。

④ 吐纳健腹

平躺在床上，用鼻子深吸一口气，这时腹部就会慢慢隆起，慢慢吐气，松弛腹部的肌肉，每次做5~10次。

⑤ 站立收阴

乘公交车站立时，新妈妈也可以偷闲做一下私密运动，双腿微分开，收缩两侧臀部肌肉，使之相挟，向大腿部靠拢，膝部外转，然后收缩肛门括约肌，使阴道向上提的方向运动。运动、走路或站立时，有意识地绷紧大腿内侧及会阴部肌肉，然后放松，重复练习。

⑥ 收缩夹紧

新妈妈仰卧在床上，放松全身的肌肉，首先将一根手指轻轻插入阴道内，后收缩并夹紧阴道，每次动作持续3秒钟后放松，连续多次。新妈妈收缩运动可以根据阴道的恢复情况逐渐加长时间。

7 排尿中断

小便时可进行排尿中断锻炼。排尿一半时有意识屏住小便几秒钟，忍着不排，让尿液中断，稍停后再继续排尿。如此反复，经过一段时间的锻炼，可以提高阴道周围肌肉的张力，阴道就变窄了。经常做这一运动也可以很好地锻炼盆腔肌肉，让阴道尽早恢复紧致。

恶露不尽

宝宝出生以后，子宫也会逐渐恢复。在这个时候，子宫需要将其内部不需要的物质排出，这些排泄物就是恶露，会持续3～4周的时间。恶露的数量、颜色和气味可以直接反映子宫恢复的情况，新妈妈应该密切观察。

一般情况下，在刚分娩后的几天内，恶露颜色较深，量也与月经相似。以后，颜色逐渐变淡，量也逐渐减少，一般在产后1个月内恶露会消失。但也有少数新妈妈，即使在正常情况下，恶露也可以延续到产后2个月。

新妈妈如果产后3个月恶露仍淋漓不净，出血量大或有异味，则要考虑宫内残留或感染的可能，应及时去医院检查治疗。

生化汤

材料：当归24克，川芎9克，桃仁6克，烤老姜2克，炙甘草2克，黄酒1000克。

做法： 1 在700毫升黄酒中加入药料，小火煮。煮到药酒约剩200毫升的时候，将药酒倒出备用。

2 剩下的药渣再加入黄酒300毫升，和第一次煮法相同。煮到药酒约剩100毫升，与上次煮出的药酒混合即可。每次饮用20～30毫升。

功效： 活血，有助于排恶露。

如果是自然生产的新妈妈，可以在产后的第3天开始服用生化汤，连服7～10剂。剖宫产新妈妈若产后腹痛不止，恶露有血块，伴腰酸，或恶露不止，可以服用本方剂治疗，但不可多用，以3～4剂为佳。

生化汤药性偏温，是产后血虚受寒、瘀阻胞宫的应对良药。如新妈妈的恶露过多，出血不止，血色鲜红夹瘀块，则属于热证，应在医生指导下对症施药，不可盲目服用生化汤。

如果新妈妈产后瘀血排出通畅，且无小腹疼痛，则不需要服用生化汤。因为生化汤有逐瘀之效，会增加出血量。产后流血过多，且瘀血已清的新妈妈，也不可服用生化汤。

产后脱发

每位爱美的新妈妈都视头发如珍宝，平时就对它呵护有加。可是，产后脱发的发生却十分常见，很多新妈妈都会在产后发生脱发。

专家告诉新妈妈不要担心，产后脱发只是一种正常的生理现象，它与产妇的生理变化、精神因素及生活方式有一定的关系。一般在产后半年左右就会自行停止，不需要过分紧张。

护理

如果新妈妈脱发比较严重，或者半年后仍在脱发，就应该引起注意了。那么，如何调理才能尽快恢复呢？专家建议新妈妈应注意以下几个方面。

① 注意洗发、干发的技巧

洗发：

- 要选用适合自身头发的洗发露。
- 洗发时将适量洗发露倒入掌心加水轻搓，起泡沫后才接触头皮和头发。
- 双手接触头发时不要过分用力搓擦头发，因为湿发脆弱易受损伤。
- 若能顺头发自然下垂的方向洗发则更佳。

干发：

- 湿发脆弱易损，故干发时宜用干毛巾按压拍干，不宜用毛巾搓擦。
- 电吹风的高热对头发有损伤作用，使用时吹风温度宜低不宜高，注意还在滴水和已经干燥了的头发都不宜吹风烘干。

② 正确梳理头发

- 选用宽齿木质或角质梳，不用易产生静电的塑料梳。
- 顺头发自然下垂方向分段梳理。分段是指先梳理远端发梢段，最后梳理近端发根附近头发，并能解除纠缠。

③ 尽量避免烫发、染发

烫发水和大部分染发剂中含有的某些化学物质，它们有损伤头发发质的不良作用。如频繁使用可使头发干燥无光泽、发"毛"不柔滑、纠缠易打结、脆弱易折断，其伤害程度随着烫发、染发次数增加而加重。因此，专家建议新妈妈尽量不烫发、染发，或至少增加间隔时间，减少烫发、染发次数。

饮食调理

人们总认为产后体虚，需要进补，当出现脱发后更是要大补特补，其实这是一个错误的观点。产后脱发主要是一个内分泌变化的过程，盲目进补，造成体内热量过剩，反而有害健康，适当食用以下食物则有利于生发。

- 蔬菜：蔬菜营养丰富，有助于新陈代谢。可选食冬瓜、萝卜、大白菜、菠菜等，香菇、木耳、猴头菇等也对生发有益。
- 水果：如樱桃、苹果、红枣等。

- **动物性蛋白质**：鱼、家禽、猪瘦肉含丰富的蛋白质，但不宜过量食用。
- 进食易消化的高蛋白质、低脂肪、高维生素和富含铁质的食物。

除此之外，还应注意保持乐观情绪，适当进行体育锻炼，避免暴晒等。

产后多汗

有些新妈妈在生完小宝宝后，气血比较虚，出汗比较多，这是一种比较正常的表现，一段时间之后就会自行恢复。如果出汗多且时间长久，症状不见好转，新妈妈们则需要对此进行防护和保养。

1 新妈妈的自我保健和护理

新妈妈不要遵从旧习俗——"捂月子"的说法，穿得过厚，从而导致出汗量大，并且在夏天怕受风，不敢开窗，这样不仅容易发生中暑，对于汗多的妈妈来讲，更容易汗上加汗。要让室内温度适中，为了保持室内空气流通，可适当开窗通风。

新妈妈出汗过多时，一定不要带汗吹风，会引发感冒，可用干软毛巾及时将汗水擦干净。新妈妈一定要选择纯棉的内衣内裤，纯棉吸汗性强，对汗湿的内衣要及时换洗。也可用温热水擦浴，保证身体的干爽。

2 新妈妈出汗多的饮食调养

豆腐皮蛋汤（适用于产后体虚、自汗、形体消瘦者）：

豆腐衣2张，鹌鹑蛋8个，水发香菇2个，火腿肉25克，调料适量。撕碎豆腐皮；将鹌鹑蛋磕入碗内，加盐少许，搅拌均匀；香菇切丝，火腿切末。将炒锅放火上，放入油烧热，爆香葱花、姜末，倒入鹌鹑蛋翻炒至凝结，加水烧沸，加入香菇丝，调入料酒、盐，煮15分钟，下豆腐皮碎，撒上火腿末。佐餐食用，每日1次。

黑豆小麦粥（适用于产后阴虚盗汗）：

黑豆、浮小麦各30克，大米100克，红枣5枚。将黑豆、浮小麦洗净后加水煮熟，捞去黑豆、小麦。取汁与大米、红枣同煮成粥。或将浮小麦、黑豆、红枣、大米同煮成粥。每日2～3次，温热食。

产后头痛、关节痛

新妈妈小薇生完宝宝后，总是今天这里疼、明天那里疼，小薇的丈夫对此很是不解："为何生完宝宝还有这么多疼痛呢？"

新妈妈在产后可能会发生头痛，而产后头痛的原因又十分复杂，往往来自多个方面，让我们来分别看看如何应对吧！

头痛

（一）失眠引起的头痛

刚生完宝宝后，新妈妈分泌的雌性激素会突然下降，导致身体不能适应。还有就是刚生完宝宝很累，宝宝还要频繁吃奶，刺激乳汁的产生，新妈妈的生活习惯不能马上适应宝宝的需求，因此感到十分不适，体力虚弱，不能入睡。

最佳应对方案：自然疗法。

担心没有奶，担心宝宝吃不饱，由此而产生的焦虑、失眠导致新妈妈头痛，最好采取自然疗法。请新妈妈不要随便服用安眠药物，药物可以扰乱睡眠的自然过程。

新妈妈可以使用放松训练，加强活动与锻炼，放松身心，调整作息，以宝宝为中心，和宝宝同步休息，逐渐适应宝宝的需求，对失眠引起的头痛很有帮助。

（二）营养不良引起的头痛

新妈妈在生产过程中消耗了大量的体力，加之营养流失会引起新妈妈新陈代谢紊乱，体虚而引发头痛。所以新妈妈在生产后急需补充营养，产褥期营养好坏直接关系到新妈妈的身体康复及新生儿的健康成长。

最佳应对方案：增加营养。

月子期的保健措施多种多样，其中最重要的一条就是加强饮食营养，尤其是分娩后的前几天，消化功能逐渐恢复，更要多吃各种富于营养的食物。

（三）高血压引起的头痛

新妈妈在产后因为血压升高也会出现头晕、头痛及水肿，这时候应及时去医院检查，注意观察是否出现血压升高的情况。

最佳应对方案：低盐饮食。

如果新妈妈患上高血压综合征，若能及早发现，求助有经验的医生，采用利尿、消肿、降血压等方法积极控制并发症，即可减少心脏病、脑出血、肾疾病等严重疾病的产生。

同时，新妈妈也要积极配合，在这期间注意低盐或无盐、高蛋白、高维生素饮食，有利于降低血压。但也不可长期低盐饮食，不然易导致新妈妈循环衰竭。

（四）血虚、血瘀、寒邪导致的头痛

新妈妈产后失血过多，容易引起气血不足，血不养脑，从而产生头晕目眩等症状。新妈妈常表现为面色萎黄、心悸乏力、舌淡苔薄、脉细弱。

新妈妈在产后因恶露不下，瘀血上冲，血行不畅而产生头痛。此时头痛如劈，或刺痛难忍，同时，恶露下行不畅，小腹胀痛不可触碰。

新妈妈在产后会因冒风受寒，寒邪入侵而引发头痛。症状常表现为头额冷痛，恶露量少，色紫，苔薄白，脉弦涩。

最佳应对方案：中药调理。

对于血虚、血瘀和寒邪所引发的头痛，新妈妈都可以通过中药调理的办法来治疗。

（五）心理因素导致的头痛

新妈妈在产后不但体力需要恢复，在精神心理方面也需要调整，从妊娠、分娩

及产后整个时期，从身体到生活环境都发生了很大变化。产后情绪抑郁或受寒，以致气机阻滞，血为寒凝，气血瘀阻，致恶露不下，瘀血上冲于脑，引起头痛。

最佳应对方案：心理调节。

新妈妈在产后应有一个安静、舒适、生活方便的休养环境。新爸爸和家人要多给予饮食、情感上的支持。尤其是新爸爸，在这个时期更要多付出些，给新妈妈创造一个心情愉快的环境，帮助新妈妈顺利度过产褥期。

（六）手术引起的头痛

若新妈妈在分娩时，采用了剖宫产手术、硬膜外腔分娩镇痛或脊椎穿刺也有可能会引起头痛。

剖宫产手术本身并不会引起这类型的头痛，真正术后头痛的原因，大多是由于新妈妈生产时采取麻醉，硬脊膜的穿破使脑脊液轻微外漏而引起，此种现象特别容易发生在年轻新妈妈身上。

最佳应对方案：充分休息。

由于现在使用的脊椎针都非常细，即使穿破硬脊膜，留下的针孔也很小。即使引起头痛，症状也比较轻微，新妈妈只需要卧床休息，多补充水分就足以达到治疗的效果，待麻药缓慢代谢后，症状即可缓解。

另外，专家提醒新妈妈，如果只是轻微头痛，并不需要特别治疗。若头痛剧烈并持续得不到缓解，则要请神经内外科医生做进一步检查了。

关节痛

像小薇这样全身痛的新妈妈很多，这些疼痛大多来自关节。有些老人会说这是产后"着风"了。这么说并不正确，产后关节痛其实是妊娠期或哺乳期的常见现象。

妊娠期胎盘分泌大量雌激素和孕激素，致使关节囊内水分堆积，因此，准妈妈会有关节肿胀的感觉，严重时还会有疼痛的感觉。

宝宝出生后，妈妈体内激素水平会迅速下降，但水分的排出还需要一段时间，加上孕期体内会分泌松弛素，分娩后，关节的韧带仍然处于松弛状态，新妈妈就会出现关节不适。

对于关节痛，新妈妈不必过于担心，只需在每日起床后有意识地活动一下关节，哺乳期内继续摄入适量的钙元素，不要让关节过于疲劳，大约2周就会自然痊愈。如果症状明显，还可适量补充B族维生素。

为了应对新妈妈的产后疼痛，为新妈妈支上几招。

① 产后注意保暖，特别是在寒冷季节。

② 产后不要很快接触凉水，以免寒邪侵入关节和肌肉，引起疼痛。

③ 肌肉、关节疼痛时，洗个热水澡来缓解肌肉的疼痛感。

④ 在疼痛部位搽一些红花油，可以促进局部血液循环，促使代谢废物尽快排出，减轻疼痛。

⑤ 在医生指导下服用生化汤也可以改善肌肉和关节的疼痛。

⑥ 如果新妈妈关节疼痛时伴有关节酸楚红肿，遇风更为剧烈甚至影响行动时，单凭补血补气的膳食已不能改善症状。需要马上找医生诊治，避免对身体造成更大伤害。

产后失眠

好的睡眠对产后恢复十分有利。有的新妈妈却患上了产后失眠，这让新妈妈很是困扰。

患上产后失眠的原因很多，如初为人母的牵挂、把屎把尿的辛劳和哺乳时的劳累，再加上因休息不好、体质虚弱，会使心情莫名烦躁，这些都有可能诱发产后失眠。

保持良好的生活习惯，遵循睡眠的自然规律，是预防失眠的最好办法。因此，新妈妈应该纠正错误的生活习惯，以改善睡眠质量。

错误习惯一：企图把事情都安排到宝宝上床睡觉后才做。

正确的做法：不要为了处理手头的事情，而搭上全部的空闲时间。

妈妈在睡觉前的30～60分钟，应该做点能让自己放松的事，比如洗个澡、听听音乐等。

错误习惯二：忽视自己的健康问题。

正确的做法：许多疾病都会影响睡眠质量，如月经前的不适、哮喘、尿频等。如果觉得有任何健康问题影响了自己的睡眠，就要及时去看医生。

失眠会让新妈妈精神不好，没有力气照顾宝宝，也不利于恢复健康。所以，新妈妈应该养成好的生活习惯来避免失眠的困扰，帮助自己尽快恢复健康。

产后漏乳

产后乳汁自出是由于气虚不能固摄，或肝火内积迫使乳汁外溢，从而导致乳汁在不经过婴儿吮吸的情况下不能控制地流出，也称漏乳。流出的乳汁一般为乳白色或黄白色，乳房无结块。此症状多是由于新妈妈产后脾胃虚弱或肝经郁热所引起，归根结底，就是在月子里没有得到很好的调养。

病因及症状

（1）脾胃虚弱者。有些新妈妈脾虚，产后饮食没有规律，调理得不好，导致脾胃虚弱，气血不足，不能摄纳乳汁，从而致使乳汁自然溢出。其症状是流出的乳汁清稀，乳房柔软、无胀痛，产妇精神状态疲倦，气短心慌，舌苔薄白，脉象细弱。

（2）肝经郁热者。新妈妈在产后，由于激素水平的变化，易使情绪忧郁、悲伤，伤及肝气，从而肝郁化热，热伤乳络，迫使乳汁自出。其症状为乳质较稠，乳房有胀痛感，产妇烦躁不安，易发怒，头昏脑涨，舌苔薄黄，脉弦细数。

调养方法

（1）中药汤剂辨证治疗。

脾胃虚弱者以补气养血为主，佐以固摄为治疗原则。

八珍汤加减

炒白术、茯苓、熟地、炒当归、白芍各10克，炙甘草6克，煅牡蛎（先煎）、党参各15克，浮小麦（包煎）30克。

服法：每日1剂，水煎分服。

加减：乳汁自溢较多者，加黄芪15克，炒芡实10克，五味子6克；脾虚便溏者，加六曲10克，炒麦芽30克，砂仁（后下）5克；胸闷烦躁者，加钩藤15克，炒丹皮10克，白芍12克。

肝郁气滞者，以疏肝解郁清热为治疗原则。

通肝收乳粥：

当归、白芍、白术、麦冬各9克，熟地12克，柴胡、远志、通草各6克，麦芽30克，甘草3克，大米100克，红糖适量。将上味中药加水煎煮，去渣取汁，加入洗净大米熬粥，加入红糖调味。早晚空腹温热食。

丹栀逍遥散：

丹皮、当归、莲子须各10克，白芍、柴胡、茯苓、白术各12克，生甘草、栀子各6克，水煎服，每日1剂。

（2）药膳治疗。

麦芽茶：

炒麦芽150克，加水1000毫升，煎20分钟后，取汁代茶饮，适用于各型溢乳。

麦芽陈皮粥：

炒麦芽60克、陈皮12克、大米40克，共煮粥，加白糖少许，喝粥，不限时，适用于溢乳伴肝郁者。

（3）中成药治疗。人参归脾丸、参苓白术散、舒肝丸、益母草膏等，服用时请遵医嘱。

（4）西药治疗。可口服己烯雌酚、维生素B$_6$等。服用时遵医嘱。

（5）外敷治疗。芒硝100克，布包，热水喷湿，熨乳部。

乳汁自出，不仅宝宝得不到足够的母乳喂养，溢出的乳汁打湿衣服，也给新妈妈带来很大不适。新妈妈除了在饮食方面加强营养外，也要让心情尽量保持乐观舒畅。平时注意保持乳房卫生，尽量少触摸乳房。若溢出的乳汁带有血样，应停止哺乳，尽快就医。

乳头皲裂

几乎所有的新妈妈在初始哺乳阶段都会遇到一个问题，那就是乳头疼痛和乳头皲裂。乳头皲裂较轻者，主要表现为乳头表面出现裂口，局部有渗液，哺乳时疼痛；乳头皲裂严重者，可出现乳头溃疡、流血、流脓、结黄痂，当宝宝吮吸时有非常明显的痛感，发展下去则可能出现乳腺炎。

一些妈妈乳汁过多，宝宝吃不完，导致乳头及周围皮肤长期浸泡在外溢的乳汁里，造成糜烂或湿疹，若不及时处理就会导致乳头皲裂。

出现乳头皲裂，首先要看看平时哺乳姿势是否正确。哺乳时先从疼痛较轻的一侧乳房开始，以减轻对另一侧乳房的吸吮力。并将乳头和大部分乳晕送入宝宝口内，以防乳头皲裂加剧。

哺乳后可挤出少量乳汁涂在乳头和乳晕上，由于乳汁具有抑菌作用，且富含蛋白质，有利于乳头皮肤的愈合。哺乳后，也可在乳头上涂含羊毛脂的乳头霜，以保护乳头。它对宝宝无害，哺乳前不必擦掉。

如果乳头疼痛剧烈或乳房肿胀，宝宝不能很好地吸吮乳头，可暂时停止哺乳24小时，但应将乳汁挤出，用小杯或小匙喂养宝宝。

乳腺炎

乳腺炎可以说是哺乳期妈妈最容易碰到的问题，特别是初产妇。产后第一个月是乳腺炎的高发期，新妈妈一定要多加注意。发生乳腺炎后，会出现乳房的红、肿、热、痛，可伴有发热，严重的还会形成脓肿。

乳腺炎早期，应该多让宝宝吸吮乳房、多排空，这样做可以减轻疼痛，而不是传统观念避免喂乳。需要指出的是，如果发热超过38.5℃，可能需要服用退热药，但不影响正常哺乳；如果同时服用抗生素，则需要事先咨询医生，以确认是否可以继续哺乳。

如果出现脓肿，伴高热，最好及时就医，有可能需要采取手术引流。此时，可以让宝宝吸吮健康侧的乳房，患侧乳房的乳汁可以用吸奶器及时排空，以便促进恢复。

产褥热

刚刚生完宝宝没多久，新妈妈娜娜就因为几天没洗澡而热得受不了。她害怕邪风入侵，所以不敢过早洗澡。但是，她又忽然想起以前曾听别人说过，新妈妈太热也会引发产褥热，这让她左右为难。

相信很多新妈妈都和娜娜一样不知所措。那么，什么是产褥热呢？什么原因可引发产褥热？又有什么方法可以避免呢？新妈妈快来看一看吧！

什么是产褥热

产褥热是由于产后致病菌侵入生殖器官而引起的疾病，医学上叫产褥感染，是产妇在产褥期易患的比较严重的疾病。引起产褥感染的主要病原体为葡萄球菌、链球菌、大肠杆菌、肺炎双球菌等。

产褥感染通常发生在产后24小时到产后10天。正常的新妈妈在分娩后24小时内，会有轻度体温升高，一般不超过38℃。如果在分娩后的24小时内，体温超过38℃或持续不恢复正常，则应考虑是产褥感染了。

产褥热发生的原因

（1）子宫炎症引起

造成产褥热的原因，多半是因为子宫内膜发炎所引起，通常像生产时破水太久或经由内诊而造成感染。

新妈妈如果有子宫发炎的状况，恶露会变成深红色且有恶臭，此时需要进行治疗，严重的话则需要住院。此外，产后抵抗力下降、休息不充分和营养不够，都会导致伤口及子宫发炎而引发产褥热。

（2）生产伤口引起

自然分娩后，会阴伤口发炎或子宫内膜发炎都会引起发热。

如果新妈妈的会阴裂伤或会阴侧切伤口感染，会阴红、肿、痛，有脓性分泌物流出。阴道感染时，阴道黏膜会充血、溃疡，严重者可形成尿瘘。而子宫颈感染时，则会发生局部红肿，并可直接扩散到子宫旁。

（3）泌尿系统感染引起

泌尿系统感染也是产褥热的原因之一，主要是阴道细菌（80%～90%为大肠杆菌）经过尿道进入泌尿系统导致的。喝水少、憋尿也容易引发尿路感染。

怀孕时因为子宫受压迫，容易造成尿频、憋尿等排尿障碍，从而引起尿路感染。产后1～2天也会出现暂时性的排尿困难，表现为排不出小便或排小便不彻底。这是因为生产时宝宝经过产道压迫到膀胱，使膀胱神经传导减弱，常会造成排尿困难，通常发生在新妈妈有急产或产程过长的情况。

如何避免和预防产褥热

（1）保证充足休息

生产之后新妈妈就要放宽心，一定要多休息。感觉身体不适的话，尽量把宝宝交给家人照顾，新妈妈应专心休息，这样才能加速体力恢复。

（2）保证充足水分

有些新妈妈因为坐月子的禁忌而不愿意多喝水，但对于已经发生产褥热或是排尿不畅的新妈妈而言，水分的补充是非常重要的。新妈妈最好每天补充摄入2000毫升左右的水。

（3）保持清洁卫生

应注意恶露的排出及勤换卫生巾，通常医生会告知新妈妈如厕后以温水冲洗会阴部，以减少感染发生。

（4）保持伤口干燥

如果是剖宫产，那么在产后7～10天后新妈妈才可以开始淋浴。之前可先以毛巾擦拭身体，以减少伤口发炎的可能。新妈妈应该注意保持伤口的干燥清洁。

（5）适度营养

产后营养很重要，但要讲究摄取适度，这样才有助于新妈妈的体力恢复和增加抵抗力，降低产褥热的发生概率。如果已经发生产褥热，那么最好停止食用过于油腻的食物，以免加重感染。

（6）避免性生活

新妈妈产后6周内不宜有性生活，通常建议等6周复诊后，由医生诊断身体已复原，然后再恢复性生活。

（7）切勿自行服药或停药

只要是对症下药，产褥热很快就能得到解决，但是一定要遵医嘱用药。用药时间要足够，不要任意停药或自行服用退热药，否则很容易引起其他并发症。产后10天内还需要定期测量体温，随时留意身体状况。

产后尿失禁

有的新妈妈产后会遇到让人尴尬的问题——产后尿失禁，表现为大笑、用力、咳嗽、打喷嚏时会有少量尿液不自主流出；或者是膀胱稍有充盈感尿液就会自动溢出。产后尿失禁的发生主要由于分娩时，胎儿先露部分对盆底韧带及肌肉过度扩张，使尿道组织松弛所致。

解决办法主要是恢复盆底肌的力量。平时可以在排尿时主动收缩和放松盆底肌的练习，以加强盆底肌的力量。一般情况，随着盆底肌力量和功能的恢复，尿失禁现象会自然消失。如果产后3个月尿失禁仍然存在，需要及时就医。

产后尿潴留

怀孕后期，子宫扩大会压迫膀胱及骨盆腔的神经，使得膀胱肌肉麻痹。同时，生产过程造成阴道周边组织肿痛，膀胱感觉也变得较迟钝，加上产程体力消耗，可能导致妈妈排尿困难，尿液也因此积存于膀胱中，便成为尿潴留。

此外，采取无痛分娩的妈妈也会因为下半身知觉较差而无法控制排尿。尿潴留容易使细菌积存于膀胱中导致泌尿系统感染，甚至细菌上行肾脏造成肾盂肾炎。

预防方法

❶ 产后6小时内务必排尿

为避免因膀胱神经麻痹而产生尿液潴留在体内，一般要求新妈妈于生产后4小时内自行解尿。若是产后6小时仍未排尿，为防膀胱过度膨胀而影响正常张力，甚至造成泌尿系统感染，往往会为新妈妈进行诱尿，让新妈妈控制括约肌的副交感神经放松，以利于排尿。若是诱尿无法取得成效，则会进行导尿。若妈妈仍无法自行解小便，就要留置导尿管了。

❷ 生产过程中勿憋尿

在生产过程中，胎头下降时会挤压到膀胱，若膀胱太胀而造成控制膀胱的神经麻痹或逼尿肌受损，便会无法自行解尿。因此，生产过程中应适时排空尿液，以避免产后尿潴留。

产后尿道感染

原因： 产褥期恶露和分泌物较多，且离尿道口较近，细菌容易侵入尿道口，尿道的细菌逆行到膀胱，再往上到肾脏，而造成整个泌尿系统的感染。此外，产后尿潴留的问题也会引起泌尿系统感染。

泌尿系统感染后会出现尿频、小便疼痛、血尿以及发热等症状，若有这些症状应迅速就医，请医师诊断。

预防及治疗方法： 过去认为坐月子期间不宜喝水，怕会有大肚腩的观念是错误的。实际上，坐月子期间也应维持正常水分的摄取，这有助于新陈代谢及避免泌尿系统感染。

若确诊为泌尿系统感染，医生会先开抗生素治疗。新妈妈自身要注意的是千万不能憋尿，多喝水，以帮助细菌排出。

产后便秘

对于产后便秘，新妈妈应该首先从饮食方面来调整。应选择多样化的食物，多吃富含膳食纤维的食物，膳食纤维可以软化大便，促进肠蠕动。

增加膳食纤维的摄取其实很容易做到，多吃粗粮、水果及新鲜蔬菜即可。这类食物包括：芹菜、竹笋、桃子、西梅、黑枣等蔬果；全谷类及其制品（如燕麦、玉米、糙米、全麦面包）。新妈妈应逐渐增加膳食纤维摄取量，以免引起过度排气。

在进食量上，新妈妈应遵守少吃多餐，每次吃到七成饱的原则。吃太多会加重肠胃负担，渐渐导致肠胃运作能力变弱，从而引发便秘。

如果新妈妈便秘很严重，可能是结肠痉挛。容易发生结肠痉挛的新妈妈更要避免吃太多，以免扩张消化道，使便秘更严重。如果便秘是由结肠痉挛引起的，应该避免那些容易造成排气的食物，例如豆类、菜花、甘蓝。

同时，新妈妈还应多注意补充水分。对付便秘的另一个法宝就是水，大量摄取水分是软化大便并促进其通过结肠所需要的。

因此，新妈妈每天至少应喝2升水。每天早晨醒来时，喝一大杯水，加点柠檬汁更好，蜂蜜水对缓解便秘也有一定作用。

此外，适当吃些香蕉、黑芝麻、核桃仁、酸奶等，也能帮助润肠通便。

新妈妈的便秘问题应该引起注意和多加防范。若新妈妈患上了产后便秘，除了在饮食方面需要改善，还应该在生活方面养成良好的习惯。

好习惯一：早起定时排便

由于早餐后结肠推进动作较为活跃，易于启动排便，故早餐后1小时左右为最佳排便时间。不要忽视便意，更不能强忍不便。

好习惯二：适量运动锻炼

适量运动可以加强腹肌收缩力，促进肠胃蠕动和增加排便动力。

好习惯三：保持身心愉快

新妈妈应该合理安排生活，保证充分的休息和睡眠，保持良好的精神状态和乐观的生活态度，因为心情抑郁也会引发便秘。

产后腹泻

产后腹泻是指产后一段时间内，大便次数增多，重者便稀如水。此病症不仅会给新妈妈带来身体的伤害，也会对宝宝的哺乳产生严重影响。因为腹泻会让新妈妈的体液大量流失，造成乳汁分泌减少，甚至会出现没有乳汁的现象，致使宝宝得不到充足营养。新妈妈为了自己和宝贝的身体健康，要从各方面做好预防和调养。

❶ 新妈妈在起居方面要有规律性，根据天气变化，及时增减衣物，避免暑热和风寒。秋冬注意保暖，夏天空调温度不可过低，防止身体受外邪入侵。适当地锻炼身体，保证充足休息，增强体质。

❷ 新妈妈在分娩后饮食要有规律性，注意宜忌，进食以清淡为主，忌生冷、过于寒凉和辛燥；也不宜过度进食，以保证脾胃功能的恢复。等身体及食欲方面恢复良好时，新妈妈就可以吃营养丰富的食物了。

玫瑰花粥（适于产后湿热导致的腹泻）

玫瑰花4克，银花10克，绿茶、甘草、黄芩各6克，大米100克，白糖适量。先将上药煎汁去渣，加入洗净的大米，同煮成稀粥，调入白糖即可。供早晚餐温热食用。

产后贫血

分娩过程中失血过多，很容易造成新妈妈贫血。产后贫血严重时会影响自身恢复，也不利于哺乳，所以，新妈妈要早发现、早防治。

很多自然生产的新妈妈在宝宝出生后，体内多余的水分会随之排出，血红蛋白浓度则会有所上升，达到正常的水平。只有少数新妈妈由于产时出血较多，如剖宫产、产后出血等可引起失血性贫血。那些以往就有慢性贫血疾病的新妈妈，生完宝宝后可能会加重贫血。

新妈妈产后发生贫血时，自身的营养得不到补充，身体虚弱的时候，也会引起乳汁分泌不足，同时乳汁的含铁量减少，影响宝宝对营养成分的吸收。一般贫血严重的新妈妈，进行母乳喂养常使宝宝营养不良，抵抗力下降，进而引发宝宝腹泻及感染性疾病，影响宝宝体格及智力发育，对身体健康尤为不利。

分娩造成产后身体虚弱，这种情况下，如果新妈妈又出现贫血，必定会导致产褥期延长，身体恢复减慢，甚至还会使新妈妈抵抗力下降，发生产褥期感染、发热等疾病。此时食补则是最好最天然的应对方法。新妈妈可以多吃这些食物来预防或改善产后贫血。

推荐食材

黑豆 ＞ 我国古时向来认为吃豆有益，黑豆可以生血。黑豆的吃法随个人喜好，如果是在产后，建议用黑豆煮乌骨鸡。

胡萝卜 ＞ 胡萝卜富含B族维生素、维生素C。用胡萝卜煮汤，是很好的滋补汤饮。

菠菜 ＞ 菠菜含铁、维生素C，可以算是补血蔬菜中的佼佼者。

桂圆肉 ＞ 桂圆肉除了含有丰富的铁，还含有维生素A、维生素B和葡萄糖等。补血的同时还能辅治健忘、心悸、神经衰弱和失眠症。

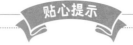

贴心提示

贫血的新妈妈最好不要喝茶，喝茶只会使贫血症状加重。其次，牛奶及一些中和胃酸的药物会阻碍铁吸收，所以尽量不要和富含铁的食物一起食用。

产后血晕的类型

① 血虚气脱型。血虚气脱型的血晕，主要症状表现为头晕眼花，面色苍白，心慌肢冷，身出虚汗渐至昏迷不省人事，舌淡无苔，脉象微弱如无等。

独参汤：
生晒参10克，将生晒参切成薄片，放入砂锅内，水煎成汤。一次或分次服用。

生脉饮：
人参、麦冬各10克，五味子6克，红糖适量。将人参切薄片，与麦冬、五味子、红糖一起放入锅中煮30分钟，取汁去渣。一次或分次饮用。

黄芪粥：
黄芪20克，加水200毫升，煎至100毫升，去渣留汁。加大米50克，共煮成粥，煮熟后加入黄芪汁和适量红糖，再略微炖一下即成，每天早晚各1次。

② 血瘀气逆型。这种类型的血晕主要症状为产后恶露不下或者量少，小腹会发生阵痛，甚至会昏迷不省人事，牙关紧闭，面色、口唇和舌都呈暗紫色，两手紧握等。

桃仁粥：
桃仁15克，捣烂后加水浸泡，取汁。大米50克，煮粥，粥半熟时加入桃仁汁与适量红糖，炖至粥熟，每日清晨服食。

佛手元胡山楂汤：
佛手、元胡各6克，山楂10克，水煎，取汁饮服，每日1剂。

黑豆红花汤：
黑豆10克，红花0.5克，水煎，取汁冲5克红糖温服，每日1次。

产后水肿

产后水肿原因

妈妈产褥期体内水液潴留而引起下肢甚至全身水肿，称为产后水肿。中医认为，产后水肿多是因为脾肾虚弱造成的。

另外，孕晚期孕妈妈子宫变大，压迫下肢回流的静脉，影响了血液循环而引起水肿，坐月子期间缺乏运动，也导致水肿无法消退，变为产后水肿。

日常调理

勤泡脚，促进血液循环

人体很多经络的起始点都在脚上。每天晚上用稍烫一点的水泡泡脚，有助于改善脏腑功能，促进血液循环，缓解产后水肿。

通过按摩，缓解水肿

具体方法：用两只手捏住小腿肚上的肌肉，一边捏一边按摩。也可以两手一上一下握住小腿，像拧抹布一样左右拧小腿肚上的肌肉，从脚踝开始往膝盖处拧。每天按摩10分钟。

饮食调理原则

❶ 饮食宜清淡，不要吃过咸的食物，尤其是腌制品，比如咸菜、泡菜、腊肉等，以防水肿加重。

❷ 补充含钾丰富的食物。蔬菜和水果中通常含有丰富的钾，钾有助于钠盐的排出，可辅助利尿、缓解水肿。但月子期不要凉着吃蔬果，最好温热后食用。红豆、薏米等食材，也是传统的利尿佳品，并且有催乳、通便的作用，平时可适当多食。

❸ 睡前尽量不要大量喝水，以免加重水肿。

❹ 不要过度进补。虽然产后会比较虚弱，但长期食用补品会增加肝肾负担，影响代谢和血液循环，加重水肿。

产后抑郁

产后抑郁症，是新妈妈在生完宝宝后，由于生理和心理因素造成的抑郁症。其症状有紧张、疑虑、内疚、恐惧等，极少数严重者会出现绝望、离家出走、伤害宝宝或自杀的想法和行为。

研究显示，50%~75%的新妈妈都将经历一段产后抑郁期。新妈妈情绪比较不稳定，有时会莫名哭泣。大多数新妈妈症状并不明显，且过一段时间后就会自愈。只有10%~15%的新妈妈抑郁程度会变得很强烈，从而演变成一种精神疾病，科学上将这种精神疾病定义为产后抑郁症。

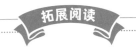

关注新妈妈的情绪和心理变化

很多新妈妈都知道，在怀孕的时候情绪起伏很大，这是由于身体内激素变化引起的。其实生完宝宝后，体内激素骤降，加上角色转变，又缺乏照顾宝宝的知识，这些都可能导致新妈妈产生消极情绪，更可能让新妈妈因此患上产后抑郁症，给自己和宝宝的健康造成不良影响。

月子期间新妈妈的情绪变化大致分为三个阶段。

第一阶段

第一个阶段是产后轻度情绪低落期，又称"产后抑郁期"。

这个时期是在宝宝出生后的3~4天，这时新妈妈会有一种失落、空虚的感觉，接着会发生失眠、焦虑、疲倦、头痛、食欲减退等症状。

大部分新妈妈或多或少都会遭遇这个时期，但新妈妈不要担心，这只是一种轻度的情绪疾患，多半由产后休息不够、身体疲劳和分娩疼痛引起。

这个阶段只需要家人对新妈妈给予适当的照顾和关怀，就可以在短期内帮新妈妈摆脱这种不良情绪。如果处理不当，则会导致新妈妈情绪恶化，从而进入第二阶段。

第二阶段

第二阶段为产后抑郁症期，通常出现在宝宝出生后的6个月内。这时新妈妈会出现容易疲倦、失眠、乏力，干什么事都提不起精神来，对自我评价过低等消极的心理情绪。

据调查显示，第一次当妈妈的人更容易进入第二阶段。通常第二阶段会从产后第2周~第3周开始，在产后第4个月~第5个月达到高峰。

如果产后抑郁症是因为贫血引起，其恢复速度较慢。如果是因为家务操劳引起，只要让生完宝宝的新妈妈休息充分就可以获得改善。

家人在这一阶段要对新妈妈特别注意，若发现新妈妈行为举止出现严重异常，应尽快带新妈妈就医，接受心理辅导和治疗。

产后心理情绪变化到最为严重的时期就是第三阶段，这时，新妈妈的情绪会更加抑郁，成为产后癫狂症患者。

第三阶段

第三阶段一般发生在宝宝出生后的第1个月。这时新妈妈除了会觉得无法照顾宝宝外，会容易失眠、自我感丧失、妄想宝宝死亡或是产生其他幻觉。同时，新妈妈在这一阶段会很难集中精力去思考事情，说话也语无伦次。

产后癫狂症在产后的1年内都有可能发生，判断自己是否进入这一阶段的明显症状就是：对周遭环境真实性的质疑以及自己存在感的缺失。

测试：你有产后抑郁症吗

新妈妈不妨自我测试一下，看看近2周内，你是否有以下表现和感受。

❶ 是否白天情绪低落，夜晚情绪高涨，出现昼夜颠倒的现象？

❷ 是否感觉几乎对所有事物都失去了兴趣，觉得生活无趣无味，活着等于受罪？

❸ 是否感到食欲较以前增加或减少了很多，体重是不是发生了很大的变化？

❹ 是否晚上睡眠不佳或严重失眠，白天却昏昏欲睡？

❺ 是否感到精神焦虑不安或呆滞，常为一点小事而恼怒，或者几天不言不语、不吃不喝？

❻ 是否觉得身体异常疲劳或虚弱？

❼ 是否觉得思想不能集中，语言表达紊乱，缺乏逻辑性和综合判断能力？

❽ 是否有明显的自卑感，常常不由自主地过度自责，对任何事都缺乏自信？

❾ 是否有反复自杀的意念或企图？

第一种情况：

如果有5条回答"是"的话，且这种状态持续了2周的时间，那么，很可能是产后抑郁症患者。

第二种情况：

如果只有1条回答"是"，但每天都出现，那么也应该警惕自己患上了产后抑郁症。

第三种情况：

如果不满足以上两种情况，但又感到有些情绪低落，可能只是产后抑郁。

通过测试，新妈妈应该已经可以判断出自己是不是已经患上了产后抑郁症。

哪些人易患产后抑郁症

如果你是产后抑郁症的高发人群，就更应该多加注意了。让我们来看看哪些新妈妈更容易患上产后抑郁症。

● 未满20周岁的妈妈。

● 未婚的单亲妈妈。

- 收入少、经济状况差、居住条件差的妈妈。
- 妈妈本人出身于单亲家庭。
- 妈妈本人在童年时期，因父母照顾不周而一直缺乏安全感。
- 妈妈在怀孕期间，同丈夫关系不好或缺乏家人的关心。
- 妈妈受教育程度不高。
- 孕前或怀孕期间，妈妈常出现情绪失控的现象。
- 妈妈可以深谈或依赖的朋友或家人很少。
- 怀孕或产后期间生活压力太大的妈妈。

每一位新妈妈，在初为人母的时刻都将终生难以忘怀。那种温馨的感受有如魔术一般，会自然地流露出强烈的情感。这种感觉是难以用语言来表达的。对于那些从未有过生育经验的新妈妈而言，尤其如此。

这些事让新妈妈患上产后抑郁症

升级为母亲对于女性来说是件再自然不过的事情了。但实际上，许多女性在最初进入母亲这一角色的过程中，都会多少有些不知所措，并因此产生过多压力。新妈妈可以看看自己有没有被下面这些压力困扰。

1 现实与希望的落差

在成为母亲之前，许多女性总是将母亲的角色过分理想化，然而事实上，在生理与心理遭遇到挫折时，往往会使她们感到失落。新妈妈会感到缺乏信心，她们感觉自己无法扮演好理想中的角色。新妈妈可能会觉得做母亲压力大的一面比预期中的更糟。可能经历的挫折感、倦怠感与忧虑比自己所料想到的更严重。最初，新妈妈似乎必须把所有精力都投注在宝宝身上，甚至在怀孕的时候就已经这么做了。对宝宝投入过多精力，会让新妈妈在情感上容易受挫，认为这全都是宝宝所引起的。

2 努力成为一个"好母亲"

在怀孕期间，可能会想象自己无微不至地照顾宝宝的样子，不过一旦真正成为母亲后，又会面临更多、更大的考验。

很多新妈妈都认为婴儿时期是很短暂的，因此将宝宝视为家庭的重心，尽心尽力给予照顾。结果，无形之中让自己成为了宝宝的奴隶，时时刻刻陪在宝宝身边，努力成为一个"好母亲"。但事实发现，新妈妈做了很多还是觉得不够，一直没有达到自己预想的境界。

③ 日常作息的改变

宝宝出生后，对妈妈的生活产生了重大影响，在各方面都需要妈妈重新调整。

生完宝宝后，日常作息发生了很大的变化。对有些新妈妈而言，要从朝九晚五的上班族转变为全职家庭主妇和母亲，经济上不再独立，要依赖丈夫，并失去了每天与同事接触的机会，也丧失了社会地位。这令她们难以适应，从而引发压力。

④ 与伴侣关系的调整

新妈妈和新爸爸以前是亲亲密密的两个人，现在，突然多了个"第三者"，而且还要面临产后在生理方面的复原与改变，与伴侣关系也需要重新调整。对此很多新妈妈经常会倍感压力。

此时新妈妈的工作时间也属于机动性的，因为24小时内新妈妈都要随时听候宝宝"差遣"。这些工作毫无薪水可言。如果新妈妈不能够很好地调整心态，就会产生很大的心理压力。

怎样避免产后抑郁症

近两年来，随着新妈妈生育潮的到来，产后抑郁症也达到了一个高发期。

作为产后抑郁症的高发人群，新妈妈要怎样做才能够防患于未然呢？

① 放下思想上的包袱

医学研究发现，有些产后抑郁是新妈妈性格造成的，如对周围一切有疑虑等。所以，有时会因为家人探望时的言语不当或家人谈话中无意的刺激等，引起新妈妈自责、多疑，最终导致产后抑郁。

新妈妈一定要放下思想包袱，客观地看待事物，这样就会轻松很多。

② 消除不必要的担心

有些宝宝总是会发生这样或那样的问题，加上新妈妈自己没有育儿经验，会怕家人埋怨自己不会照顾宝宝等而发生抑郁症。

其实，小宝宝体质虚弱，有些小毛病也都是十分正常的。至于没有育儿经验，也可以慢慢地学习。所以，新妈妈不需要过分担心。

③ 家人多关心新妈妈的心理变化

有的新妈妈心理变化可以说是巨大的，甚至会对宝宝产生又爱又"恨"的矛盾念头。此时，家人要给予新妈妈及宝宝无微不至的关怀，这样可以减轻新妈妈精神上的负担，避免产后抑郁症的发生。

④ 接受胎儿性别，遵从自然规律

新妈妈和家人应该对宝宝的性别问题采取顺其自然的态度。过分注意宝宝的性别，不仅会对宝宝的心理健康及性格的形成带来负面影响，而且，也会对新妈妈造成很大的压力。

新妈妈及家人应该理性对待宝宝的性别问题，用宽大的胸怀迎接家庭新成员的到来。

⑤ 加强夫妻亲密关系

新妈妈应认识到，每位新爸爸都是普通人，都会有自己的缺点和毛病。所以，新妈妈要对新爸爸多包容和理解，重新点燃夫妻恩爱的火花，让爱在彼此的宽容中扩大。家庭生活稳定、幸福，是避免产后抑郁的一大坚厚盾牌。

新妈妈如果能够按照上边说的方法来做，可以很大程度地避免患上产后抑郁症。另外，专家建议心情不好的新妈妈，可以多吃些甘甜的食物，如红枣、黑枣、桂圆干、红糖、葡萄干等，甜食有调节心情的效果，可以使人产生愉悦感。

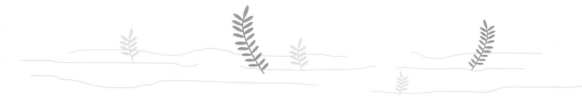

走出产后抑郁症的误区

新妈妈在应对产后抑郁症的时候，也应该纠正一些对产后抑郁症不正确的认识误区，尽早发现才能尽早治疗。

 误区一：产后抑郁是很正常的，所有的新妈妈都会感到疲惫和抑郁。

正　解：新妈妈经常会感到疲劳和力不从心。这是因为新妈妈会经历一段产后抑郁期，此时的新妈妈会感到疲累，没有精力。

而产后抑郁症则是一种情感更强烈、持续时间更长的心理障碍。有产后抑郁症的新妈妈不想和宝宝玩耍，会感到难以集中精神，不能给宝宝足够的温暖和爱护，并且会因此感到内疚。所以，新妈妈应该将产后抑郁和产后抑郁症区分开来。

 误区二：如果新妈妈在分娩之后，没有立即患上产后抑郁症，以后也就不会再患了。

正　解：产后抑郁症会在分娩后的1年内随时发作。

 误区三：产后抑郁会不药而愈。

正　解：产后抑郁大概会持续4个星期，并自然痊愈。但产后抑郁症和其他疾病一样，不经过治疗几乎是不可能痊愈的。但好的方面是，很多办法都能治愈产后抑郁症。

误区四：产后抑郁症患者看起来都会很阴郁。

正　解：不能单从一个人的外表就看出新妈妈是否有产后抑郁症。有些产后抑郁症的患者看起来与常人无异，她们会努力使自己看起来很光鲜，如精心地化好妆等。因为她们要通过修饰外表来转移内心的痛苦。

 误区五：新妈妈只要补足睡眠，就能从产后抑郁中康复。

正　解：尽管补充睡眠对产后抑郁的患者来说很重要，但是光靠充足睡眠是不能治愈产后抑郁症的。

 误区六：当新妈妈进入哺乳期时，她们不能服用抗抑郁药。

正　解：调查发现，宝宝从母乳中吃到抗抑郁药的可能性很小。当产后抑郁患者需要服用抗抑郁药的时候，她的医生会小心翼翼地选择最能帮助新妈妈且不会对宝宝造成伤害的药。

　　宝宝的到来不仅给新妈妈带来了欢乐，同时，也带来了繁重的劳动压力和重大的责任压力。因此，在压力产生的时候，新妈妈就难免会产生抑郁情绪。只有少走误区，尽早发现产后抑郁，才能让新妈妈身心健康。

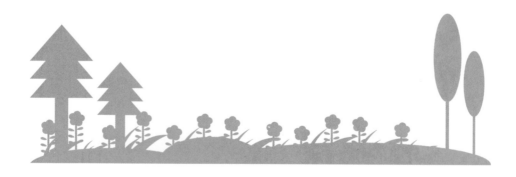

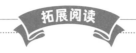

剖宫产妈妈特别护理法

剖宫产的新妈妈，在产后护理上也不同于自然生产。剖宫产的新妈妈更需要多多注意，并且要对肚子上的刀口进行小心、加倍的护理，才能让自己尽快恢复健康。

一、剖宫产妈妈要注意刀口

剖宫产毕竟是个手术，新妈妈一定要多加注意。对于腹部刀口，更是不可忽视，一定要多加呵护。如果护理不当，很有可能会造成感染，并且可能加重疤痕。

那么，怎么才能够做好剖宫产的产后护理呢？新妈妈可以看看专家所提供的自我护理九法。

❶ 要少用止痛药物

剖宫产术后麻醉药的作用逐渐消失，腹部伤口的痛觉开始恢复，一般在术后数小时，伤口开始剧烈疼痛。为了能够很好休息，使身体尽快复原，可请医生在手术当天或当夜给用一些止痛药物。

在此之后，新妈妈对疼痛多做一些忍耐，最好不要再使用药物止痛，以免影响肠蠕动功能的恢复。一般来讲，伤口的疼痛在3天后便会自行消失。

❷ 术后应该多翻身

麻醉药物会抑制肠蠕动，引起不同程度的肠胀气，发生腹胀。因此，产后宜多做翻身动作，促进麻痹的肠肌蠕动功能及早恢复，使肠道内的气体尽快排出。新妈妈可在术后12小时，泡一些番泻叶水喝，以帮助减轻腹胀。

❸ 卧床宜取半卧位

剖宫产术后的新妈妈身体恢复较慢，不像自然分娩的新妈妈那样，在产后24小时后就可起床活动。因此，剖宫产新妈妈容易发生恶露不易排出的情况。如果新妈妈采取半卧位，配合多翻身，就会促使恶露排出，避免恶露淤积在子宫腔内，引起感染而影响子宫复位，也利于子宫切口的愈合。

❹ 产后注意排尿

为了手术方便，通常在剖宫产术前要放置导尿管。术后1~2天，麻药影响消失，膀胱肌才能恢复排尿功能，这时可以拔掉导尿管，只要一有尿意，就要努力自行解尿，降低导尿管保留时间过长而引起的尿路细菌感染。

❺ 保持阴部及腹部切口清洁

术后2周内，避免腹部切口沾湿，全身的清洁宜采用擦浴，在此之后可以淋浴，但恶露未排干净之前一定要禁止盆浴。

新妈妈可每天冲洗外阴1~2次，注意不要让脏水进入阴道。如果伤口发生红、肿、热、痛，不可自己随意挤压敷贴，应该及时就医，以免伤口感染。

❻ 尽量早下床活动

只要体力允许，产后应该尽量早下床活动，并逐渐增加活动量。这样不仅可增加肠蠕动的功能，促进子宫复旧，而且还可避免发生肠粘连、血栓性静脉炎。

❼ 不要进食易产气食物

剖宫产术后约24小时，胃肠功能才可恢复，待胃肠功能恢复后，给予流食1天，如蛋汤、米汤，忌食牛奶、豆制品等易产气食物。肠道气体排通后，改用半流质食物1~2天，如稀粥、汤面、馄饨等，然后再转为普通饮食。

⑧ 产褥期绝对禁止房事

剖宫产术后100天，如果阴道不再出血，经医生检查伤口愈合情况良好，可以恢复性生活。但是，一定要采取严格的避孕措施，避免怀孕。否则，有疤痕的子宫容易在做刮宫术时发生穿孔，甚至破裂。

⑨ 注意做健身锻炼

剖宫产术后10天左右，如果身体恢复良好，可开始进行健身锻炼，这对身体恢复很有帮助。

很多新妈妈认为，剖宫产生出的宝宝，分娩时头部没有被产道挤压，会比自然分娩的宝宝聪明，为此，现在有越来越多的新妈妈主动要求做剖宫产。

专家对此给出了建议：两种方式分娩的宝宝，在体格和智力发育上并没有明显的差别。但是，阴道分娩对新妈妈仍然是利大于弊。所以，建议新妈妈如果可能，还是尽量选择自然生产。

二、刀口减痛法

很多新妈妈都认为剖宫产是避免产痛的最佳方法，其实不然，许多新妈妈在产后仍然要经历伤口的疼痛。在新妈妈遭遇疼痛的时候，最需要的就是来自新爸爸的支持与安慰了。

如果新妈妈在产后刀口疼痛，新爸爸则可以在新妈妈改变体位或咳嗽时，用双手紧按伤口，这样通过减少振动而减轻疼痛。当新妈妈侧位时，新爸爸可以在其腰部放一个枕头，也可以在腹部放一块毛毯以减轻疼痛，同时，新爸爸还可以为新宝宝做腰腹部按摩。

除了这些贴心服务外，新爸爸也应该知道刀口的护理方法，避免伤口发炎、感染，帮助新妈妈减少痛苦。

❶ 术后第一天（即当日）

新妈妈需要去枕平卧6小时。大多数剖宫产选用硬脊膜外腔麻醉方式，术后去枕平卧可以预防头痛；同时，平卧位头偏向一侧，还可以预防呕吐物的误吸。

手术后当天晚上，大多数产妇感觉腹部伤口疼痛，新爸爸可以请医生为新妈妈开处方，用止痛剂帮她解除痛苦。

❷ 术后第二天

新妈妈在术后第二天，可以在新爸爸的帮助下靠坐起来。多数新妈妈在这个时候会开始感觉饿，新爸爸可以喂给新妈妈一点米汤或细软的面条汤吃。但在未排气之前，还不能喝牛奶、吃含糖的食物。

导尿管大多于这天拔除，新妈妈可以穿好内裤，利于清理恶露，并能保持外阴的清洁。尿管拔除后2~4小时，新爸爸应搀扶新妈妈，帮助新妈妈自解小便。

❸ 术后第三天

新妈妈的乳房开始胀起来了，新妈妈要开始喂宝宝吃奶了。采用坐位喂奶时，新爸爸请在新妈妈的后背放一个大枕头支撑，可以帮助新妈妈减少疼痛。也可以在新妈妈的腹部放一个枕头，将宝宝放在枕头上，以减少新妈妈双臂的酸痛，还可以减少宝宝对腹部伤口的压迫。

❹ 术后第四天

这天新妈妈下地活动不再需要过多的扶持，也可以做胳膊和腿以外的运动，例如收缩肛门等。新爸爸可以多帮新妈妈准备些蔬菜、水果，有利于大便的排出。

❺ 术后第五天

这天新妈妈的体温正常，子宫收缩良好，腹部伤口没有渗出。喂哺宝宝的方法正确，动作也开始熟练起来。

6 术后第六天

新妈妈腹部伤口使用的是无损伤线缝合，若无特殊情况，今天就可以出院了。新爸爸要叮嘱新妈妈复诊，这对她很重要。

三、去除刀疤有妙方

疤痕一旦形成，是没有任何方法可以完全去除的。良好的护理却能够改善疤痕外观，让疤痕变细、颜色变浅。因此，产后想去疤的新妈妈，就应该对疤痕进行细心的照顾和护理。

那么，剖宫产的新妈妈应该如何精心护理疤痕呢？

首先，在医院时，新妈妈就应该注意清理伤口，手术隔日以酒精消毒伤口。而一个星期或是拆线两天后新妈妈就可以淋浴，淋浴之后应该立刻用干毛巾擦干或是用吹风机将伤口上的透气胶布吹干。

接着，新妈妈回到家中，应在拆线前后避免剧烈活动，避免身体过度伸展或侧曲。休息时，最好采取侧卧微屈体位休息，以减少腹壁张力。

其次，拆线后应立即用弹性腹带加压包扎，可有效减少张力，预防疤痕的产生。这是因为通过持续加压可造成疤痕局部缺氧，从而抑制疤痕生长。

最后，在手术刀口结疤的2～3周后，疤痕会开始增生，此时局部发红、发紫、变硬，并突出皮肤表面，这时疤痕会出现痛痒，如果新妈妈抓挠伤口，一定会对疤痕恢复不利。

正确的处理方法是涂抹一些外用药，如地塞米松等用于止痒。切不可用手抓挠、用衣服摩擦或用水烫洗，这样只会加剧局部刺激，使结缔组织增生，引起进一步刺痒。

而且，新妈妈不要过早地揭掉结痂。过早地揭掉结痂，会把尚停留在修复阶段的表皮细胞带走，甚至撕脱真皮组织，并刺激伤口出现刺痒，所以应该等结痂自然掉落。

Part 4

产后恢复与瘦身，
做自信好妈妈

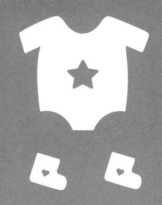

S形曲线，每位爱美的时尚女性都在追求，新妈妈也是如此。新妈妈应该通过一些科学、合理、时尚的运动，帮助自己重新获得窈窕身材。

月子期瘦身有原则

在怀孕期间，由于母亲要为宝宝提供营养，身体就要囤积足够的脂肪，新妈妈变胖是不可避免的。因此，很多新妈妈在产后就会开始瘦身计划。

产后瘦身计划也是讲究科学的，盲目减肥只会对自己的健康不利。所以，新妈妈产后的瘦身计划也应该以健康为前提。

月子期不要盲目瘦身

新妈妈顺利生下宝宝，除了忙于照顾宝宝，新妈妈最关心的就是瘦身了。产后减肥瘦身固然重要，但也不要操之过急、盲目减肥，否则对新妈妈的身体健康非常不利。

（一）不宜进行大运动量的活动

新妈妈晓月得知美国人根本没有"坐月子"一说，产后便开始运动。晓月自认为身体"底子很好"，产后第五天便去游泳减肥，结果一个月后就感到浑身酸痛，到医院检查后，得知染上了产后风湿。

 专家解释 如果子宫没有完全恢复时游泳，容易造成细菌感染或慢性盆腔炎，因分娩后抵抗力下降，还会出现出汗后着凉、关节痛等。

新妈妈菲菲是位爱美的妈妈，她刚出月子就开始减肥，买回跑步机在家练习，每天还保证至少做50个仰卧起坐，结果因剧烈运动导致子宫出血。

 专家解释 产后立即进行剧烈运动，很可能影响子宫的康复并引起出血，严重时还会使剖宫产的手术伤口或外阴切口再次遭受损伤。如果新妈妈正处于哺乳期，不当减肥不仅会对自身造成伤害，还会给宝宝带来不良影响。

一般来说，自然分娩的新妈妈，在产后的第一天，可在床上做一些翻身、抬腿、缩肛运动，等到6周后才可以开始做产后健身运动。

剖宫产的新妈妈，也要拆线前下地散步，适当做翻身动作，拆线后可适当活动。如果要做瘦身运动，则需要等伤口基本愈合后才可以。

（二）节食会造成身体虚弱

新妈妈琳琳因怀孕导致身材变形，因此，她决定以最快的速度将身材恢复原样。在月子里，她就开始节食，拒绝吃高脂肪、高热量的食物。眼见着小肚子一天天小了下去，她不禁暗自窃喜。可是没过多久，琳琳的身体变得十分虚弱，乳汁分泌也越来越少。

 新妈妈刚生产完不久就盲目节食减肥，不仅会造成身体虚弱，导致体力恢复慢，严重的还可能引发各种并发症。

（三）吃减肥药对母婴都不利

辰辰是生完宝宝半年后上的班，上班时她看着办公桌对面的女孩窈窕美丽，再看看镜中身材臃肿的自己，心里很不是滋味，决定吃减肥药减肥。可是，没吃几次便感觉心慌、恶心。

 药物减肥本身就没有科学根据，长期吃减肥药物，会对肝、肾造成损害，而且药物还会通过乳汁传递给宝宝，会造成宝宝肝、肾的损害。

（四）哺乳期不适合针灸减肥

小晴的宝宝已经5个月了，产假即将结束，她决定在上班前把体重减下来，她认为，针灸减肥不会对自己和宝宝造成伤害。

 针灸减肥会使新妈妈的食物摄入量大大减少。摄入食物减少，会影响乳汁分泌，对宝宝健康不利。

（五）新妈妈瘦身原则

总体来说，新妈妈若要进行产后瘦身运动，应坚持以下三个原则。

❶ 避免剧烈运动

产后立即进行剧烈运动减肥，很可能影响子宫的康复并引起出血，严重时还会使手术伤口再裂开。所以，新妈妈应该避免剧烈的运动。并且在运动时，新妈妈要注意运动前的热身运动与事后的缓和运动都不可少，否则容易造成运动伤害。

❷ 选择强度较小的有氧运动

轻、中等强度的有氧运动容易让新妈妈做到持之以恒，这样有利于减重，并能有效防止减重后体重出现反弹。

有氧运动指的是使用到全身肌肉的运动，包括慢跑、快走、游泳、骑脚踏车、有氧舞蹈等。若新妈妈想要有效地燃烧脂肪，有氧运动应持续进行30分钟以上。

新妈妈的产后运动应注意循序渐进，如能坚持在分娩后进行5个月左右必要的身体锻炼，不仅对体质以及形体的恢复有益，还可消除腹部、臀部、大腿等处多余的脂肪，恢复怀孕前的健美身姿。

❸ 切忌急功近利和懒惰

产后健身的信念一旦树立，不要轻易打破自己的心理防线，放纵自己暴饮暴食，或让运动半途而废。也不要急于成功，有时候扎进健身房一待就是几小时，也对健康不利，新妈妈应心态平和、持久地进行产后减肥。

新妈妈的瘦身课程表

产后发胖是让新妈妈十分烦心的事，想要赶快把这件烦心事丢掉，就应该做一些适合新妈妈的瘦身运动。

❶ 脚踝运动

时间　产后第一天。

做法 平躺于床上，后脚跟贴地板，伸长脚尖，两脚相碰，做脚背弯曲再伸直的运动。

2 呼吸运动

时间 产后第一天。

做法 平躺全身放松，膝盖弯曲，用腹肌力量从鼻子深呼吸，以口缓缓吐气。

3 腹直肌分离矫正

时间 产后第一天。

做法 做深呼吸运动，吐气时将头抬高，但不可抬肩。同时，双手交叉将肚子两边的肉往中间推挤，吸气时回到原姿势，并松弛腹部。

4 骨盆摇摆

时间 产后第一天。

做法 平躺床上，稍稍弓起背部，使骨盆腔向上悬起并左右摇摆。可矫正脊柱前弯及下背痛。

5 颈部运动

时间 产后第二天。

做法 平躺，四肢伸直，将头向前屈，使下颌贴近胸部，再将头慢慢放下。

6 胸部运动

时间 产后第三天开始。

做法 仰卧于地面，将身体和腿伸直，慢慢地吸气，扩大胸部，收下腹肌，背部紧压地面，保持一会，然后放松，重复5～10次。可帮助胸部肌肉收缩，预防乳房下垂。

7 乳房运动

时间 产后第四天开始。

做法 两臂左右平伸，上举至两掌相遇，保持手臂伸直，停留数秒后，再回到左右平伸重新开始，每日10次。

8 腿部运动

时间　产后第五天开始。

做法　平躺在床上，轮流抬高双腿与身体成直角，待产后体力稍有恢复时，可同时抬起双腿，重复5～10次。可帮助腿部及会阴肌肉收缩。

9 臀部运动

时间　产后第十五天开始做，每月做十次即可。

做法　平躺在床上，右膝屈起，使足部尽量贴近臀部，再伸直放回原位，左右两腿交替动作。可帮助臀部肌肉的收缩。

10 腹部运动

时间　产后半个月后开始。

做法　平躺在床上，两手交叉于胸前，慢慢坐起，并保持双腿并拢，待体力完全恢复后，双手可放在头后再坐起，做类似仰卧起坐的动作，每天2次，每次数个。可帮助腹部肌肉收缩。

11 凯格尔运动

时间　产后一周后开始。

做法　刚开始练习时，可以仰卧在床上，身体放松，专注于提肛收缩的动作，体会骨盆底肌的收缩动作后，将收缩的动作专注在阴道、尿道上，持续重复着一缩一放的频率。特别要注意的是双腿、双臀、腹肌不能用力。每天做骨盆底肌运动10分钟。

当新妈妈持续练习6～8周时，不但阴道肌肉会变得更加紧实，阴道敏感度也会有所增强。等到熟练之后，做此运动可以随时随地进行，坐、站或是躺着都可以。

剖宫产新妈妈，避免伤口疼痛或不小心扯裂，产后复原操最初应以呼吸为主，等到伤口愈合之后，再进行较大动作的肢体伸展。

呵护乳房，喂奶美丽两不误

做女人，"挺"美，挺立的双峰是女人的骄傲。新妈妈想要重塑美丽的乳房，其实并非难事。

乳房下垂的原因

新妈妈小刘发现，哺乳期过后，自己的乳房就越来越小，而且还向下垂，形状简直就像是个水袋。这让小刘十分苦恼。这究竟是什么原因造成的呢？

1· 乳房是由脂肪及腺体组成，在哺乳期内，乳房内的腺体和结缔组织增生使乳房增大，哺乳期过后，腺体萎缩，乳房变小。

2· 在哺乳期内，为了哺育宝宝，新妈妈的乳房会积存大量乳汁，使乳房增大，乳房表面的皮肤被牵伸扩展，乳房的悬吊支撑结构的弹性也随之降低。这就导致乳房日后弹性降低、松弛下垂。

3· 重力的作用也会造成乳房的下垂。乳房的松弛下垂有碍妈妈体形的曲线美，更严重的是会令新妈妈产生自卑感，影响心理健康。

新妈妈产后乳房护理法

对乳房有必要进行精心护理，使之恢复挺拔的姿态。那么，怎样才是正确的护理方法呢？

① 坚持戴胸罩

从哺乳期开始，就要坚持戴胸罩。假如不戴胸罩，重量增加后的乳房会明显下垂。尤其是在工作、走路等乳房震荡厉害的情况下，下垂就越明显。戴上胸罩，乳房就有了支撑和扶托，还可以促进乳房血液循环通畅，对提高乳汁的分泌和乳房的抗病能力都有好处，也能保护乳头不受擦伤和碰疼。

新妈妈在穿胸罩时，要选择大小合适、有钢托的款式，穿后整理一下，用双手将乳房周围的赘肉拢到胸罩内，使乳房看上去丰满、挺拔。

② 哺乳期正确喂奶

在哺乳期内，新妈妈要采取正确的喂奶方法，两个乳房要交替喂奶，当宝宝只吃空一只乳房时，新妈妈要将另外一侧的乳房用吸奶器吸空，保持两侧乳房大小对称。同时，在喂奶时不要让宝宝牵拉奶头。

③ 经常按摩乳房

在每晚临睡前或是起床前，新妈妈可以躺在床上自行按摩。将一只手的食指、中指、无名指并拢，放在对侧乳房上，以乳头为中心，顺时针由乳房外缘向内侧划圈，两侧乳房各做10次。这项按摩可促进局部的血液循环，增加乳房的营养供给，并有利于雌激素的分泌。

④ 不要节食

有些新妈妈面对自己发胖的身体，急于进行节食减肥，节食会使乳房的脂肪组织减少。

⑤ 可以多吃的食物

科学研究显示，雌激素分泌增加可使乳房更加美丽。B族维生素是体内合成雌激素的必需成分，维生素E则是调节雌激素分泌的重要物质，所以富含这类营养的食物应该多吃，如瘦肉、蛋、奶、豆类、胡萝卜、莲藕、花生、麦芽、葡萄、芝麻等。

月子健胸操

最有效、最经济的美乳方法首推健胸操。产后，如果及时进行胸部肌肉锻炼，就能使乳房看上去坚挺、丰满。但健胸运动不是一日之功，需要长期坚持，效果才明显。

新妈妈在家中就可以进行下边这些简单易学的健胸操锻炼。

1 — 两脚开立，两臂屈肘侧举，手指放松置肩前，然后两臂沿肩轴向前平举，两肘向前、向上、向后、向下绕环，绕至开始姿势，重复练习10次。

2 — 直立，双腿并拢，两手按在胸下部两侧，憋气，用力压乳房两侧，然后两手臂向上举，重复练习10次。

3 — 两脚开立与肩同宽，成直立姿势，张口深呼吸，头后仰，同时手臂沿身侧提至胸前平举，肩臂后展，挺胸，掌心向上，然后还原成直立姿势，重复练习10～15次。

4 — 膝盖着地，手掌向前方着地，手指向内，身躯正直下降，然后再推起，重复练习6～8次。

5 — 右脚支撑，右手握住左脚后上举，挺胸，抬头，上体尽量舒展，左右交换做5次。

6 — 直立做两手臂快速交叉运动，也可手握哑铃等器械练习，注意双臂向外扩张时应憋气；交叉、扩张为一次，练习5～10次。

圆润臀部练出来

翘臀对于打造S曲线十分重要。

本书就为你量身定制了一套简单易行的美臀操。新妈妈只需每天锻炼15分钟，半个月后就会发现下垂的臀部变翘了！

收紧

① 双腿并拢，双眼平视前方，调整好呼吸，保持站姿。

② 吸气，将左手臂自体前抬起至水平位，同时收腹挺胸，左脚脚尖绷直。左腿紧贴右腿向体后抬起。感觉臀部及大腿后侧肌肉紧绷。保持15秒后恢复站姿，反方向进行。

每天做10组可有效锻炼整个臀部，收紧效果尤为明显。

提臀

① 站姿，吸气，右腿膝盖向后用力挺直，右脚趾抓牢地面。抬起左大腿，与地面平行，小腿与大腿呈90度。呼气，双手环抱大腿根部，保持身体平衡。

② 深吸气，左大腿用力，提直小腿，并回勾脚尖，感受大腿后侧韧带及肌肉得到拉伸。保持10秒后，恢复站姿，换腿进行。

每天做10组该组动作，可有效锻炼大腿后侧及臀部下方的肌肉，长期坚持有很好的提臀效果。

紧翘

① 找一张高度与你身高合适的椅子（请不要用带滑轮的椅子），扶住椅背，双脚打开一步半宽，后脚跟踮起。保持上半身与地面垂直，挺胸收腹，调整好呼吸。

② 吐气，背部挺直，缓慢下蹲，感受大腿和臀部肌肉得到锻炼。保持15秒后，恢复站姿。

每天做10组该组动作，会有明显的翘臀效果，尤其适合梨形身材的新妈妈，坚持半年，就能很好地改善臀型。

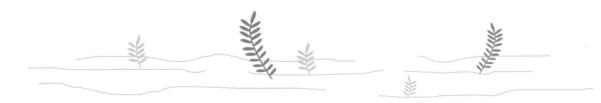

塑形

① 找一块约40厘米高的台子，站在上面，双脚打开与肩同宽。

② 下臂抬起与地面平行，上臂夹紧身体。挺直腰背，收紧腹部。保持15秒后，恢复站姿，每天15组。

该组动作最好在台子上进行，略微的距离感能有效帮你保持肌肉的紧张。既让臀部和大腿达到塑形效果，还能有效帮助你提高身体的平衡感。

全方位塑臀

① 平躺于地面，双脚打开与肩宽，双手掌心向下，置于身体两侧。弯曲双膝，调整好呼吸，注意收腹，并放松上半身。

② 夹紧臀部，腰腹用力向上，将整个身体尽可能地向上抬离地面。保持15秒后，恢复平躺。

③ 双脚打开与肩同宽，置于高30～40厘米的台子上。重复第二步的动作。

每天坚持20组，一个季度就能看到显著成效。如果实在没有时间，至少也要在临睡前做做这套动作。

完美臀型的杀手

除了坚持做美臀操外，新妈妈还需要在生活习惯上多加注意。一些不良的生活习惯往往就是完美臀型的杀手。

① 挺直斜坐的身体

坐，可是一门大学问。坐不好，不仅背脊体形受影响，臀部也会随时间增长而变形。若经常懒懒地斜坐在椅子上会使压力集中在脊椎尾端，造成血液循环不良，氧气供给不足。

只坐椅子前端三分之一处，则会造成身体重量集中在臀部这一小方块处，长时间下来臀部就会疲惫变形。只坐椅子三分之二处，并且背脊挺直，则是良好的坐姿。

②　别长时间站立

可别以为只有坐太久才会臀型不好，站久了也如此。站太久，血液不易从四肢回流，会造成臀部供氧量不足，影响新陈代谢，同时还会使腿部产生静脉曲张的现象。

平时站立时背脊挺直，缩腹提气，反复做肛门收缩的动作，可收缩臀部。需要长时间站立的新妈妈，请务必经常动一动，做做抬腿后举的动作，1小时内至少要做5分钟该运动。

③　不吃口味重的食物

高热量、口味重是现代人的饮食形式，也是造成肥胖的主要原因。再加上不爱运动，变胖很容易。

收腹美腿小运动

宝宝出生后，新妈妈的体重和体形都会发生改变。无论过去身体多么婀娜，产后也难保原来的窈窕倩影。为了在分娩后让自己的身体恢复窈窕如初，就应当进行适当的饮食调节和运动锻炼，从而慢慢地恢复优美身姿。

新妈妈孕育宝宝的腹部是产后最容易发胖的地方，每一位新妈妈都希望它能恢复如初。因此，产后很多新妈妈都选择了做大量的仰卧起坐来达到这个目的。

但实际上做仰卧起坐会使腹直肌加重压力，影响身体恢复。

小动作帮你收紧腹部

本书将介绍几个小动作，不但可以帮助新妈妈尽快收紧腹部，还能够巩固骨盆。

①　四分之一仰卧起坐

地上放一个垫子，身体平躺，膝盖弯曲自然分开，保持与肩膀同宽，脚掌平放在地面，两手放在耳朵两旁，然后收紧腹部，双手抱紧头部慢慢抬起离开垫子，保持这个动作5秒钟，然后呼吸，恢复。重复这个动作5～10次。

② 四分之一仰卧起坐加旋转身体

与之前开始的动作一样，先平躺在垫子上，然后慢慢呼气，双手抱着头部，肩膀慢慢离开垫子，然后身体向左扭转，左手的手肘抬起向着右脚膝盖的方向，保持这个动作5秒钟的时间，然后再呼气，慢慢恢复到开始的动作，再用相反的方向重复这个动作，每个方向做5～8次。

③ 空中踩水

身体平躺在垫子上面，头部朝上，膝盖呈90度弯曲，脚掌贴在地面上，双手手掌朝下自然放在身体两边。收紧腹部肌肉，然后呼气，保持膝盖，双脚弯曲抬起，右脚进行打圈的动作，到了最高点的时候左脚抬起进行同样的动作，不断重复进行踩水动作，每只脚踩5次。

④ 单脚打圈

首先身体平躺，头部朝上，手掌朝下。收腹并且抬起右脚，然后右脚慢慢转向侧面，不断慢慢打转，整个过程中保持有规律的深呼吸，腹部要保持收紧，臀部也要保持贴紧地面。顺时针转10圈，然后再逆时针方向转10圈，之后再换脚重复此动作。

⑤ 单脚支撑

首先做出一个掌上压的动作，双脚并拢撑地。脚趾弯曲，尽量将身体的重量转移到脚趾上，收紧腹部，然后抬起其中一只脚，另一只脚支撑在地上，保持这个动作5秒钟，再换脚进行同一个动作，重复5～8次。

美腿操

对产后的新妈妈来说，下边这两套美腿操，可以帮助新妈妈恢复纤细的双腿。

① 大腿操

（1）脚尖向外站立，腰背挺直，双腿分开微曲，与肩同宽。双手放在大腿上。

（2）右腿向前伸，脚尖向上，腿尽量向下压，连做5次。随后换左腿，重复5次。

（3）双拳紧握向前，双腿微曲下蹲，上半身仍然保持挺直。

（4）仰卧垫上，双手叉腰，左腿弯曲，右腿伸直由下至上，连做5次。随后换左腿，重复5次。

② 小腿操

（1）双腿并拢，双手放在脑后。左腿微曲，右腿向外伸直。左右腿各重复5次。

（2）仰卧垫上，双手叉腰，双腿向空中做蹬踢的动作，大约踢50下，随后双腿弯曲放在垫上休息几秒钟，再重复几次上述动作。

- 在锻炼大腿时，注意膝盖要尽量伸直。这样能使运动更有效果。
- 注意防止运动伤害，如果身体不适，应减少运动量，在脚踝、手腕等处应事先戴上护腕或护套。
- 在运动开始前，可以用一些精油涂抹在腿上活血，这样可以增加运动效果，减少伤害。
- 运动结束后千万别忘了做放松练习。

新妈妈时尚塑身法

瑜伽、普拉提这些时尚运动，对于时尚的新妈妈来说，肯定不会觉得陌生。而这些时尚运动同样也适用于新妈妈产后塑形。

本书就为新妈妈准备了一些流行的时尚运动，新妈妈快来跟着做吧！

瑜伽修身法

瑜伽起源于印度，它的动作轻缓、平和，且讲究身心合一，非常适合产后新妈妈锻炼。练习瑜伽不但可以强健身体，还可以使身材变得修长。

（一）重塑完美三围的瑜伽运动

从怀孕到生下小宝宝，妈妈的身材会发生很大变化，其中变化最大的部位就是三围了。以下动作可以让新妈妈重塑完美三围。

❶ 提臀式

（1）站立姿势，两脚靠拢，吸气。

（2）深深吸气，两手叉腰，试着把背部翘拱成凹形。

（3）呼气，保持躯体重量放在两腿上，慢慢跷起脚尖，头和双肩略后倾。

（4）回到基本的站立式。

❷ 单臂风吹树式

（1）双腿分开与两肩同宽，左臂向上伸直，右臂自然下垂。

（2）挺直脊柱，慢慢抬起脚跟，同时吸气。

（3）呼气，身体随左臂慢慢向右侧弯曲到最大限度，同时脚跟不落地。这个姿势保持数秒。

（4）吸气，还原。呼气，再慢慢弯向左侧。如此反复5次。

❸ 直角式

（1）站立姿势，两脚靠拢，吸气，同时两手合十，高举过头。

（2）呼气，向前弯身，直到背部和双腿形成一个直角，两眼始终注视十指相交的双手，保持正常呼吸。

（3）吸气并恢复直立姿势，呼气还原手臂。

（4）回站立姿势，放松后，可重复练习。

❹ 飞鸟延展式

（1）侧坐，吸气，左膝弯曲，脚跟靠近会阴处。

（2）右脚向后伸出，伸直呈直线，成侧弓步坐好。

（3）两臂自然垂摆，用力向后拉。

（4）吸气，收小腹，抬头平视正前方，保持5个呼吸时间。

（5）吐气，松手，恢复坐姿。另一侧重复练习，重复3～5次练习。

产后练习瑜伽可促进骨盆腔血液循环，帮助新妈妈恢复身体健康。因生产方式不同，产后恢复情形也不尽相同，可依个人体质逐渐开始练习，产后瑜伽的诸多动作中均有苗条身材、保护内脏及增加肌肉弹性的功效。

（二）产后亲子瑜伽

产后亲子瑜伽，能让宝宝融入你的健身练习以及精神放松中，通过身体的伸展和呼吸，使你与宝宝建立更亲密的关系。

❶ 坐式呼吸

做法 （1）盘腿坐好，如果后背没有支撑也可坐到折叠的毯子的前端。

（2）将宝宝放在前面的毯子上，伸出手放在宝宝的胸前。

（3）深长地呼吸，在每次呼吸时，感受腹部和胸部回荡着的舒适感。

（4）继续做这样的呼吸，并使呼吸更深长。重复10～15次。

功效 可使你精神放松，并让宝宝分享放松的呼吸。

❷ 猫式和狗式

做法 （1）将宝宝放在毯子上，让双手和膝盖着地，俯视宝宝。

（2）确保膝盖在髋关节下，手腕垂直于肩膀，从身体的中部或是脊柱某个位置开始，吸气并抬起头和尾骨，使脊柱保持轻微的弯曲，这是狗式。

（3）呼气时，向着脊柱推拉肚脐，同时尾骨放低脊柱拱起，头放松向下，这称为猫式。

（4）做这个姿势5～10次，吸气时挺起胸，呼气时拱背。你并不需要刻意去记呼吸的次数，只要去留意怎样让自己感到舒适即可。

功效　帮助强化你由于怀孕而松弛的腹肌，并使背部肌肉得到伸展和放松。

❸　婴儿式

做法　（1）从双手和膝盖着地的姿势开始，尽可能地张开两膝，坐在脚后跟上。

　　　（2）看着宝宝的双眼，用脸去逗笑宝宝，或者是使头部朝下放松。做
　　　　　　5~10次深长而缓慢的呼吸，在每次呼气时放松。

功效　使精神和身体都得到放松，并伸展背部。

❹　下犬式

做法　（1）从婴儿式收回手和膝，勾起脚趾，吸气然后呼气，抬起髋关节然
　　　　　　后再压向脚跟部。

　　　（2）确保手与肩同宽，脚分开稍比髋关节宽；如果觉得腿后部拉紧，
　　　　　　稍弯膝。

　　　（3）在每次呼吸的同时，保持脊柱伸展，向脊柱推挤肚脐以作用于腹
　　　　　　肌，向下放松头部。

注意　如果仍有出血，不要练习这个姿势。

功效　伸展脊柱和腿窝，同时调节腹部肌肉。

❺　蹲式

做法　（1）站立，两腿大大地分开，脚趾稍稍外倾。

　　　（2）一只手托住宝宝的脖子和头部，并让宝宝面对你。

　　　（3）放低背部和臀部，可以把宝宝的腿放在你的身前。

　　　（4）吸气时延长脊柱，呼气向外弯膝，放低脊柱，在脚踝上成一直线，
　　　　　　吸气，伸直腿，重复3~5次。

功效　使性情急躁的宝宝情绪稳定下来，同时调节大腿内侧肌肉。

❻　束角式

做法　（1）坐在地板上，脚放在身前，脚心相对，两膝向外。

　　　（2）让宝宝躺在你的脚板上，看着宝宝的眼睛，保持住姿势，吸气并
　　　　　　向上伸展，呼气时伸展脊柱，呼吸3~5次，然后放松。

（3）保持这个姿势和宝宝交互练习。双手放在宝宝胸前，深呼吸3次，放松呼吸。

（4）如果宝宝愿意，你可以试着温柔地打开、合上宝贝的手臂，动作要与你的呼吸一致。

功效　伸展大腿和背部，并通过轻柔的动作与宝宝交流沟通。

❼ 船式

做法　（1）保持坐姿并弯膝。

（2）将宝宝放在你的下腹，使宝宝舒服地坐在你的大腿上，将双手放在大腿后。

（3）收腹肌，拉伸肚脐部位使下背部得到伸展，并保持胸部挺直。

（4）试着抬起双脚，保持呼吸3～5次，休息一会儿重复一遍。

注意　剖宫产的新妈妈产后3个月再做这个动作。

功效　伸展你的腹肌和前臂。

❽ 结束收功

做法　（1）躺下，将宝宝放在胸前。

（2）闭上眼，自然呼吸，在每次呼气时感受更进一步的放松。

（3）把视线从宝宝身上移开，从头部开始，放松脸部肌肉，用自己的方式逐步放松脖子、肩膀、后背、臂、腿和脚。时间的长短由自己掌控。

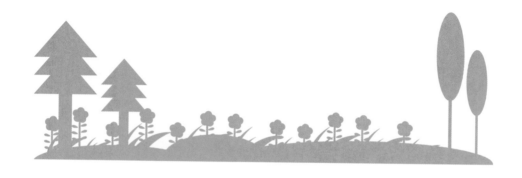

1　一般产后4～6周才可以练习瑜伽。

2　如果是剖宫产，练习时尽可能动作缓慢，以免伤口裂开而延迟痊愈。

3　在练习之前最好征询医生建议，因为每个人的身体恢复情况各有不同。

4　练习过程中注意保护宝宝的头部，因为1～3个月大的宝宝颈部肌肉还不足以支撑起头部。

5　宝宝的需求各不相同，有些喜欢抚触，有些则满足于独处，可据宝宝的喜好选择更适合他的瑜伽方式。

6　最好在瑜伽垫上练习，这样能防止滑脚，柔软的毯子也能使练习更舒适。此外，注意穿着宽松，以便身体活动更自如。

7　练习中宝宝可能需要吃奶或是需要换尿布，也可能会累，在这些情况下先满足宝宝的需要，然后再回到练习中。

普拉提美体法

除了瑜伽以外，另一个十分流行的时尚运动就是普拉提。由于普拉提的动作比较轻微、缓慢，因此十分适合产后新妈妈练习。新妈妈在练习普拉提时，应注意呼吸和身体控制的要领。

（一）呼吸要领

1　呼吸时要有意识地用鼻子吸气，用嘴呼气，要注意把握呼气的深度。尽可能地运用腹式呼吸的方法。

2　呼吸的速度要与动作速度基本保持一致，不宜过快，练习时不要憋气。

3 运动时注意呼气，静止时注意吸气。这样可缓解因肌肉用力，而给身体内部带来的压力。

4 控制呼吸，把注意力集中在呼吸上，可减少对肌肉酸痛的敏感度。

（二）身体控制要领

1 动作速度要缓慢，尽量延长肌肉控制的时间，以较大程度消耗身体各部位的能量，达到减脂、塑形的目的。

2 控制好动作的姿态，以所能坚持的最长时间来体会训练带给身体的刺激。

（三）普拉提美体操

为了帮助新妈妈恢复S形曲线，这里为新妈妈准备了一些简单的普拉提动作，新妈妈参照本书就可以在家轻松练习了！

❶ 骨盆上卷

做法　吸气不动，呼气从骶骨慢慢向上抬，到身体与地面成一条45度的斜线。吸气保持，呼气从腰椎慢慢一节节落下还原。要保证脊椎运动的顺序性，动作要慢。

❷ 单腿交换

做法　上体平躺，吸气时双腿并拢，呼气时左腿向斜前方伸出，吸气时收回。再呼气时换右腿。伸出的腿要与地面成45度角。

❸ 侧提

做法　身体侧躺成一条直线，下位的手臂在头部支持，上位的手臂在腰前支持。双腿并拢，同时向上提。注意要把髋打开。初级练习，保持15秒，熟悉了后可增加到30秒。

❹ 背部练习

做法　面朝下身体平躺，吸气时身体保持不动，呼气时双臂向后伸展。注意双臂上抬时，头部与颈部要成一条直线。

❺ 腹部上卷

做法　面朝上平躺，吸气双臂上举成90度，呼气慢慢坐起，手臂与上身一起向脚尖方向伸展。吸气保持不动，呼气还原。注意双腿要一直保持贴地。脊椎在抬起、落下时要慢慢一节节地运动。

❻ 胸部抬起加旋转

做法　屈膝，上体平躺，双手放在头后，双肘打开成180度。吸气不动，呼气时上身慢慢抬起。吸气时保持动作，呼气由腰肌带动上体向一侧转。吸气再转回。左右交换一次以后，还原。注意胸部一定要完全抬起，双肘一直保持180度。

1　呼吸一定要随着动作节奏进行，不可动作缓慢而呼吸很快。动作一般需要重复8~10次。每次坚持的时间依个人的感受而定。

2　动作要注意完成的质量，尽可能达到标准。如果体力不足，可以先休息一下再接着做。不可只求数量而不重质量，这样锻炼的效果会不明显。

3　练习中可以喝水，但是要少喝、慢喝，达到润嗓目的就可以了。

新妈妈的时尚疗养法

新妈妈对时尚十分关心，目前在临床上也有些时尚的治疗方法，如精油、香薰和音乐等，本来就是新妈妈平时喜欢的东西，用法得当还可以用来舒缓紧张情绪及缓解产后抑郁症。

香氛疗法帮助新妈妈驱赶烦恼

相信很多新妈妈对精油和香薰都不会感到陌生。精油和香薰可以美容美体，这是新妈妈都知道的。而有很多新妈妈不知道，它们实际上还可以用来治疗产后抑郁症。

这里就为新妈妈详细介绍几种香薰疗法。

❶ 加入热水中，让室内香气四溢

将香薰精油滴在装满热水的杯子里，怡人的香味立即充满整个屋子。这样让香气散溢在室内，被人们称为"蒸气香薰"。

❷ 舒服地泡个香芬浴

将香薰精油滴在比体温稍高的洗澡水里，全身浸泡其中。也可以，在工作或做家事时浸泡一下手或脚，让心情更舒畅。

❸ 香薰精油按摩

按摩可以缓和肌肉的僵硬，放松身心，如果搭配香薰精油一起进行，就是所谓的"香薰按摩"。

香薰精油不只有香味，也含有药效成分，可以借由按摩，从皮肤表层深入体内，在体内循环运行至各组织。

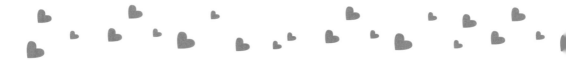

小贴士

哪些常用香料可以消除抑郁情绪

- 佛手柑：可以缓解新妈妈的紧张、头痛、焦虑等症状，可用熏蒸或按摩的方法。
- 老鹳草：可缓解新妈妈的抑郁情绪，给新妈妈带来幸福的感觉。
- 伊兰：有助于平衡心态，治愈感情创伤。
- 鼠尾草：可用于对抗失眠、焦虑和抑郁。
- 罗勒：用来解除疲劳，缓解压力和抑郁。
- 檀香：镇静性能良好，是治疗抑郁和紧张的良药。
- 薰衣草：可用于治疗产后抑郁症，有效对抗抑郁、偏头痛、神经紧张和压力。
- 茉莉花：具有使人积极的效果，让新妈妈变得更有精神。
- 柠檬：有助于改善悲伤、易怒等不良情绪。
- 橙花：温和的橙花可起到镇静皮肤、焕发活力和减轻焦虑的作用。

上述香料制成的精油可用来按摩、洗澡。这些使用方法都能够让新妈妈感觉积极、向上，帮助新妈妈摆脱抑郁症的困扰。

心理疗法缓解产后抑郁症

俗话说得好："解铃还须系铃人"。产生抑郁情绪必然是因为新妈妈心理上有了一些解不开的结，心结能够自己解开肯定是最好的。

如果新妈妈能够学习一些心理学知识和心理治疗技术，并学以致用，及时调节和改善自己的情绪，就能及时解开心结，恢复心理健康。

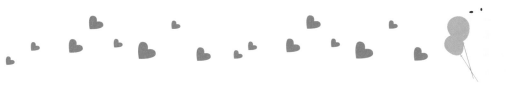

1 焦点转移法

如果新妈妈生完宝宝后，发生了非常不愉快的生活事件，甚至是棘手、难以解决的问题，请不要让精力总是集中在不良事件上。

越想不愉快的事，心情就会越不好。心情越不好就越容易钻牛角尖，情绪就会越发低落，从而陷入情感恶性循环的怪圈中。

所以，要适当转移自己的注意力，将其转移到一些愉快的事情上，自己喜欢的事情上，还可以身体力行参与愉快的活动。

2 主动求助法

新妈妈在患上产后抑郁后，内心会有一种无助感。心理专家分析，这种无助感可能是幼年被忽略留下的阴影。所以主动寻求帮助，并接受别人照顾是一种很有效的自我保护方式。

3 放松充电法

新妈妈可以适当变动生活内容，不要把精力全集中在宝宝身上，而忽略了自己。

新妈妈可以试着将宝宝暂时交给他人照料，给自己放个短假，哪怕是两小时、半天，也能达到放松自己和精神充电的作用，以避免精力和情绪透支。

4 行为调整法

新妈妈在生完宝宝后，虽然不适于做剧烈运动，但是做一些放松活动是非常必要的，例如深呼吸、散步、打坐、冥想、听舒缓优美的音乐等，可以放松郁闷的心情。

5 倾诉宣泄法

新妈妈郁闷的时候，可以找闺中密友或父母倾诉，大哭一场也无妨，尽情地把郁闷情绪宣泄出去。

6 角色交替法

新妈妈请别忘记，虽然你已为人母，但仍是老公的娇妻、父母的爱女，谁也不可能只做24小时全职妈妈，所以要给自己换个角色，享受做娇妻或爱女的权利吧！

7 自我鼓励法

新妈妈可以自我欣赏一下。多看看自己的优点，多想想自己优于他人的一面，多看看事情好的一面，并且多想想事情成功后的喜悦。

8 **自我 实现法**　生儿育女只是新妈妈自我实现的一种方式，但绝不是唯一的方式。所以，不要忘了还有其他自我实现的潜力和需要。趁着休产假的时间，多关注一下自己喜欢的事业，等产假结束后，也许你会以全新的形象出现。

 9 **食物 治疗法**　新妈妈在坐月子期间，通常都会吃大量补品。殊不知这些食物很容易让新妈妈心烦气躁、失眠焦虑，严重的还会出现种种"上火"迹象。

所以，新妈妈要多搭配吃一些清淡的食物，多吃新鲜的蔬菜水果，多喝温开水，自内而外地调整身心状态。

让美妙的音乐赶走坏情绪

音乐作为一门古老的艺术，与人们的内心情感有着密切关系。人们听到悲伤音乐时，会感到难过；而当人们听到舞曲时，则会不由自主地想动一动身体。

人们对音乐的欣赏不但会受音乐特性的影响，还会受到很多主客观因素的影响，比如心境、环境和过去的经验。古人云："乐者，心之动也。"意思就是指，音乐会融合人们的各种情感与情绪体验。

科学家认为：当人处在优美悦耳的音乐环境之中，可以改善神经系统、心血管系统、内分泌系统和消化系统的功能，促使人体分泌一种有利于身体健康的活性物质，可以调节体内血管的流量和神经传导。

另一方面，音乐声波的频率和声压会引起心理上的反应。良性的音乐能提高大脑皮质的兴奋度，可以改善人们的情绪，激发人们的感情，振奋人们的精神。同时，有助于消除产后因压力所造成的紧张、焦虑、忧郁等不良情绪。

那么，新妈妈应该选择什么样的音乐才最适合呢？

 第一　低音厚实深沉，内容丰富；中、高音的音色要有透明感，像阳光透射过窗户一样，具有感染力。

第二 音乐中的三要素——即响度、音频、音色三个方面要和谐。

新妈妈在欣赏音乐时还应注意"四不宜"。

欣赏音乐时"四不宜"

- 不宜让音乐的音量超过60分贝，否则就会变为噪声。
- 不宜空腹时听进行曲，这种曲调有极强的节奏感和前进感，会进一步使人感到饥饿。
- 不宜吃饭时听打击乐，进食时欣赏这种节奏明快、有力的曲调，会引起心跳加快，情绪不稳，影响食欲和消化。
- 不宜睡觉前听交响乐，此类音乐气势磅礴，跌宕起伏，令人激动不已，难以入眠。

新妈妈刚生完宝宝，需要比较美妙和积极的音乐。因此，建议新妈妈多听带有诗情画意、轻松抒情的古典音乐和轻音乐。这样的乐曲可帮助新妈妈消除紧张情绪、放松心情，让新妈妈充满自信，并减少疼痛感，有利于产后恢复。

那些节奏强烈、音色单调的音乐并不适合新妈妈听，特别是迪斯科音乐，很容易让新妈妈感到烦躁、不安。

音乐疗法不同于一般的音乐欣赏，它能够起到让新妈妈自我心理调节的作用，从而达到治疗目的。新妈妈在享受美妙音乐的同时，赶走了抑郁情绪，这是多么两全其美的事情。

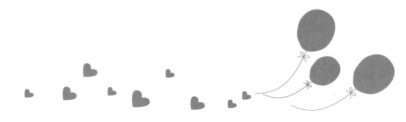

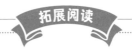
产后暖身操，代谢好才瘦得快

简单的暖身操，不仅可以帮助新妈妈暖体修身，还能帮助新妈妈美容养颜。

（一）把耳朵叫醒

人体耳朵上布满各器官的穴位反射区，两只小小的耳朵如同身体的全版缩影。活络耳朵的血行，就是活化全身血液循环，可刺激新陈代谢。

步骤：

双手仔细揉捏耳壳，由内向外，上下左右，直到两耳发热。

（二）灵活颈部运动

颈部长期支撑沉重的头部，会使椎节之间间隔变小，也会造成支持椎肌僵硬和迟钝。这种情形日积月累，会压迫从颈椎延伸出去的颜面神经，甚至引起面部歪斜、表情僵硬。因此，活动颈部十分重要。

步骤：

1. 左右、圆周地转动颈部，活络颈部肌肉。
2. 将一条长毛巾叠四折后托住后头部，脸朝正面，下巴微抬高。
3. 将长毛巾缓缓向上拉高，此时颈部因为得到充分伸展而感到舒适。每20秒做3次。

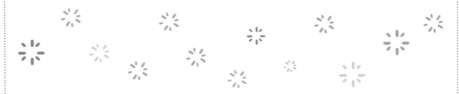

（三）扳脚动作，促进末梢循环

如果新妈妈的月子正处于冬季，新妈妈常常会感觉手脚冰冷。学习一些提高代谢、摆脱低温的暖身操，就可以让新妈妈的手脚暖乎乎。

步骤：

1. 坐在椅子上，将左脚抬高，将脚掌往小腿方向扳到极限。
2. 将脚掌往反向扳，与小腿成一直线，两脚反复练习屈曲与伸展，可促进末梢循环。

（四）扭转脚掌

将整个脚掌当成热毛巾，用双手用力扭转，每扭15秒休息一下，反复扭转6次，可刺激末梢循环。

（五）剪刀石头布，促进足部血液循环

步骤：

1. 双腿伸直，将十个脚趾紧紧内缩握住，做石头动作。
2. 再将大足趾向上扳，与其他四趾分开，将动作做到极限，这就是"剪刀趾"。
3. 再将十个脚趾一一张开，就是布的动作，两脚一起做，反复10遍。

新妈妈应该多做些暖身运动，这不仅利于新妈妈身体健康，更可帮助新妈妈塑身、养颜。

Part 5

产后美颜大计，
美丽无极限

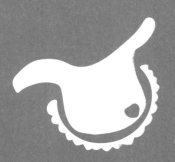

新妈妈为了迎接宝宝的出生，自己身体方面也做了不少牺牲。在产后，新妈妈会发现本来白净的脸上长出的色斑，原本平滑的腹部也长出了一条条妊娠纹，而剖宫产的新妈妈肚子上更是会留下一道疤痕，这些都会让爱美的新妈妈有些担心。

对此，专家准备了一些美容美体的教学课，新妈妈通过学习，可以让自己找回原来的美丽。

新妈妈的美容娇颜课堂

初为人母的新妈妈，在宝宝出生之前就要学习很多东西，如孕产知识、宝宝的早教与抚养等。而新妈妈的美容娇颜课堂是专为新妈妈恢复美丽而设立的，相信一定是新妈妈最喜欢的。

的确，新妈妈在产后会有一些皮肤问题出现，像色斑、痤疮、妊娠纹等，都在困扰着很多新妈妈。因此，本书开设的这堂美容课就十分必要，它能够帮助新妈妈找回曾经的美丽。

美颜食物总动员

大自然可以食用的食物那么多，吃什么才能够帮助新妈妈美容养颜呢？研究结果显示，新妈妈若常吃下面这4种食物，可以让新妈妈更美丽。

 蘑菇富含硒元素，可以促进皮肤新陈代谢、抗衰老，有助于预防皱纹。

 大豆中的异黄酮是植物性激素，其抗衰老的美容效果早已受到世界公认，是新妈妈的美容利器。

酸奶含有大量活性乳酸菌，不但可以抗衰老，更能帮助消化。每天一杯酸奶，能帮助新妈妈排出体内毒素，使皮肤更加细腻有光泽。

 薏米能够帮助新妈妈消除水肿，对付色斑和痤疮也比较有效，是新妈妈餐桌上的必备美容食物。

除了这些美容食物外，新妈妈还要多补充各种维生素。我们常听的"多C多漂亮"，道理正是如此。维生素C可美白肌肤、改善肤质粗糙，猕猴桃、橙子等均富含维生素C。

维生素E可以帮助新妈妈延缓肌肤老化，增加皮肤细胞的再生能力，食物中以坚果、梨、李子、草莓、麦芽和橄榄油中的含量较为丰富。

维生素A则可帮助新妈妈改善皮肤粗糙，其主要来源有动物肝脏、蛋黄等。

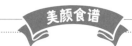 美颜食谱

猕猴桃蜂蜜饮

材料：
猕猴桃2个，蜂蜜少许，温水半杯。

做法：
1 猕猴桃去皮，连同水、蜂蜜放入榨汁机中。
2 启动榨汁机约1分钟，将猕猴桃打成小颗粒状，即可装入杯中饮用。

功效：
此饮品含有大量的维生素C，不仅可以美容养颜，还有润喉、护嗓功效。

草莓酸奶

材料：

草莓6颗，酸奶、薏米各100克。

做法：

1 将薏米加水煮开，等熟透、汤汁呈浓稠状即可（约1小时），放凉后备用。

2 草莓洗净，去蒂、切半，摆入盘中。

3 将酸奶和薏米汁浇在草莓上，即可食用。

功效：

草莓的维生素C含量高，酸奶富含钙、蛋白质，常吃还可以保持消化道顺畅。薏米含有膳食纤维，能促进肠胃蠕动，常吃可以排出体内多余水分和毒素。

芝麻薏米山药牛奶

材料：

黑芝麻粉、山药粉、薏米粉、奶粉（可用豆浆粉代替）、蜂蜜各适量。

做法：

黑芝麻粉、薏米粉、山药粉、奶粉中加入适量饮用水，放入蜂蜜调匀即可。

功效：

可以帮助新妈妈润肠通便，清热除湿，消除孕斑。

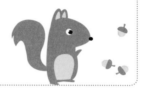

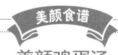

美颜鸡蛋汤

材料：

腐竹皮50克，红枣5枚，鸡蛋1个，冰糖适量。

做法：

1 将腐竹皮洗净，用水泡软。

2 鸡蛋去壳搅匀待用。

3 红枣去核。

4 锅中放入4碗水煮开，然后放入腐竹皮、红枣与冰糖，用小火煮30分钟，加入鸡蛋搅匀即可。

功效：

腐竹皮是豆浆凝结的上层皮，富含蛋白质、钙、磷、铁、钠以及维生素B_1、维生素B_2等。维生素B_1、维生素B_2可以促进碳水化合物、脂肪、蛋白质的新陈代谢，养颜美肤，同时还可保护视力。红枣可滋阴、补血、健脾，鸡蛋则更是新妈妈必不可缺的滋补佳品。

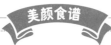

红枣菊花粥

材料：

红枣5枚，大米80克，菊花5克。

做法：

把三种材料一同放入锅内，加适量水煮稠，即可食用。

功效：

红枣含有B族维生素B、维生素C、膳食纤维，经常食用能使面部肤色红润。

鲜奶鲤鱼

材料：

牛奶400克，鲤鱼300克，盐适量。

做法：

1 将鲤鱼洗净，用葱、姜、料酒、盐腌入味。

2 上锅倒入牛奶隔水蒸2小时，加入盐调味后即可食用。

功效：

养颜、润肤、补血、下奶。

海米油菜

材料：

油菜200克，海米15克，鸡汤、盐、白糖、淀粉各适量。

做法：

1 将油菜洗净切成长段，以素油煸炒。

2 加入海米和适量盐、白糖、鸡汤后炒熟，最后用水淀粉勾芡，即可食用。

功效：

油菜利尿除湿气，海米温补肾阳，鸡汤补虚益气，三种材料配合可消虚胖、改善面部浮肿。

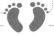

甩开色斑和痤疮

女人皮肤的两大问题就是色斑和痤疮，当了妈妈以后，这两大皮肤问题就会悄悄找上新妈妈。这是因为新妈妈怀孕时期，体内激素会有所改变，因此造成了这些皮肤问题的产生。

（一）祛除色斑

色斑是每一位新妈妈都想拒之门外的，因此，新妈妈应该掌握下边这两大法宝。

❶ 加强保湿

生产完1～2个月后，新妈妈体内的激素才会逐渐恢复到常态，因此皮肤的局部黑斑会延长到这个时候。如果怀孕期间的反黑不是很严重，大多都会渐渐自行退去，这时只要注意皮肤的正常保湿保养及防晒即可。

皮肤干燥是皮肤角质层含水量减少所致，若角质层无法维持适当的湿度，皮肤就会显得粗糙、干燥甚至脱屑。由此可见，干燥、脱屑的皮肤不足以维持皮肤的正常代谢，只会使皮肤的色斑加剧，所以，此时持续加强保湿，是相当重要的皮肤保养方法。

❷ 努力防晒

色斑的形成与阳光中的紫外线有绝对的关系，会刺激黑色素细胞分泌过量的黑色素，所以防晒工作是不能忽视的，否则产后孕斑不但无法变淡，可能还会使色斑更加严重！

有些新妈妈会认为，整天待在家里没有晒太阳，就不会产生黑斑。这个想法完全是错误的。因为阳光是会经由散射、折射，进入室内的。所以预防阳光伤害，最重要的就是每天早上洗脸完毕，擦完保湿品后，立刻涂抹防晒霜或隔离霜，使用防晒品的系数为SPF15～30的防晒霜或隔离霜即可。

除了皮肤上的护理外，新妈妈还应该注意内在的调养，以内养外，才能真正地根除色斑。

首先，新妈妈应保持愉快的心情，并保证充足睡眠，因为睡眠是女人最好的美容良方。

其次，新妈妈应多喝温开水，用白开水补充面部的水分，加快体内毒素排出。同时多喝水还会增进肠胃的新陈代谢功能，保持肠胃通畅。

最后，在饮食上新妈妈应注意多食用富含维生素C、维生素E及蛋白质的食物，如番茄、柠檬、红枣、薏米等。

（二）战"痘"方案

除了色斑以外，新妈妈的另一个头痛的皮肤问题，就是痤疮。这也大多是由于体内激素紊乱造成的。针对产后皮肤长痘问题，我们也给出了日常护理方案。

❶ 祛痘护理方案
- 每天在早晚洗脸2次的基础上，增加1次中午洗脸的次数，及时清除脸上的油脂。
- 经常洗头，保持发型清爽、头发丝清洁，不留刘海。
- 不使用发胶类产品，使头发处于清爽状态。
- 不使用油性化妆品。
- 如痤疮长在嘴边，请停止使用含氟牙膏。
- 避免情绪紧张，保持心情愉快。
- 避免吃巧克力、坚果、奶酪、咖啡、甜点等食物。
- 避免使用皂化成分的洗脸用品，皂化成分会破坏皮肤的酸性保护膜，使皮肤失去抵抗力，更容易引起细菌感染，产生敏感痤疮。
- 保证充足睡眠，饮食起居要正常。
- 多摄取富含维生素的蔬果。

❷ 天然祛痘面膜
针对痤疮问题，新妈妈不妨试试天然食材自制的祛痘面膜，它们能帮助你轻松解决痤疮问题。

胡萝卜面膜

材料：

鲜胡萝卜500克，面粉5克。

做法：

取鲜胡萝卜洗净，捣碎，将捣碎的胡萝卜及其汁液，加入面粉再捣成泥，然后将胡萝卜泥敷于脸部，隔日1次，每次敷10分钟即可。

功效：

本面膜有除痘、淡斑、抗皱的功效。

补充：

若单用胡萝卜捣成泥，其黏性好，涂在皮肤不易掉，就可以不用面粉。用胡萝卜汁洗脸也有效果。

白菜叶面膜

材料：

大白菜叶3片。

做法：

采购新鲜大白菜，取下整片菜叶洗净，将大白菜叶在干净菜板上摊平，用酒瓶轻轻碾压10分钟左右，直到叶片呈网糊状。然后将网糊状的菜叶贴在脸上，每10分钟更换1张叶片，连换3张，每天1次。

功效：

有治疗痤疮和嫩白皮肤的功效。

番茄草莓面膜

材料：

番茄1个，草莓2颗。

做法：

将番茄洗净，去皮；草莓去蒂洗净。同时挤压成果汁，用果汁涂面部痤疮。每日早晚各1次，30分钟洗去。

功效：

番茄草莓面膜果汁富含维生素C、胡萝卜素，有清热解毒、美白的作用。也可单用番茄汁或草莓汁涂脸。

抚平妊娠纹

孕期随着宝宝的茁壮成长，新妈妈的腹部日渐隆起，腹部就会出现一条条难看的妊娠纹。据统计，70%～90%的新妈妈在第一次怀孕时都会出现妊娠纹。因此，新妈妈应学习一些技巧，以应对妊娠纹。

（一）控制妊娠纹的技巧

❶ 控制体重

新妈妈应在怀孕期间就控制体重，这有助于防止不必要的皮肤牵拉。补充营养时，要注意避免体重增加过快，以孕中期每周体重增加不超过500克为宜。也可以进行适当锻炼，增加皮肤对牵拉的抗力，同时防止赘肉的产生。

❷ 均衡饮食

新妈妈在饮食上要遵守一个原则，就是再好吃、再有营养的食物都不要一次吃得过多、过饱，或一连几天大量食用同一种食物。新妈妈应多摄取富含维生素C和蛋白质的食物，因为这两种营养素有助于重建皮肤的胶原纤维。如果蛋白质摄取量不足，会直接影响皮肤胶原纤维的生成。

❸ 肌肤保养

据统计，皮肤干燥和有瘙痒感的新妈妈，产生妊娠纹的概率更大。因此，新妈妈应该每天涂抹含有维生素E的油脂或橄榄油，令皮肤滋润保湿。富含维生素E的食物有猕猴桃、坚果种子、瘦肉、乳类、蛋类、玉米等。小麦胚芽中的维生素E含量十分丰富，因此新妈妈不妨吃一些糙米。不过，人体对糙米的消化能力较差，因此，新妈妈产后的一周内不要食用糙米。

如果能在产后的3个月里，持续对产生妊娠纹的皮肤施以按摩，则效果会更好。

（二）用鸡蛋去除妊娠纹

鸡蛋是我们日常生活中非常熟悉的食品，营养丰富，煎炒炖煮样样都行。其实，鸡蛋除了能作为食物以外，还对新妈妈的皮肤有独特的妙用。一些用鸡蛋去除产后妊娠纹的小窍门。

腹部洗净后按摩10分钟，把蛋清敷在肚子上，10分钟左右擦掉，再做一下腹部按摩，这样可以让皮肤吸收得更好。

还可以加入一些橄榄油，其中的维生素E对促进皮肤胶原纤维的再生有好处，维生素A和维生素C对防皱也有一定的作用。

黑乳晕变粉嫩

新妈妈怀孕后，由于体内的雌激素迅速增多，大量色素沉着，乳晕的颜色明显加深，呈褐色或黑褐色，这些都是正常的生理现象。当宝宝出生后，乳晕颜色就会逐渐变浅。但是由于个人体质、哺乳或在月子期间护理不当等原因，造成乳晕颜色恢复缓慢或不能恢复。

下面就来介绍三种使乳晕变粉嫩的简单方法。

| 方法一 粉红乳膜 | > | 做法：将1勺蜂蜜加3勺面粉搅拌成面膜状涂在乳头和乳晕上，15分钟后洗掉。然后，再用热毛巾敷几遍，敷完后用蘸清水擦干净，一周最多做2次。一般新妈妈做5～6次后，会慢慢恢复乳头乳晕原有的嫩红。 |

众所周知，蜂蜜和面粉都是天然的绿色食品，二者性质都非常温和，不会伤害乳头乳晕。

| 方法二 美白精华妙用 | > | 这个方法很简单，就是把平时用的美白精华在每次沐浴之后涂一点儿在乳晕上。涂上之后用一根手指轻轻转圈按摩3分钟，然后就可以睡觉了。另外，请新妈妈一定要注意，不要将美白精华涂到乳头上面，这样很有可能会引起乳头发炎。 |

新妈妈美容美体用品大集合

新妈妈通过自己日常护理来美容美体，这固然重要。如果新妈妈再配合使用一些有效的修复产品，则能够帮助新妈妈加快恢复美丽的脚步。

下面我们将为新妈妈介绍一些颇受好评的美容美体产品，为新妈妈充当一回靓丽导购，帮助新妈妈找出那些得力的恢复助手。

橄榄油美容

橄榄油在西方，很早就有"液体黄金"的美誉，原因就在于橄榄油有极佳的天然保健功效、美容功效和理想的烹调用途。橄榄油由于它的安全、天然，更可以用来帮助新妈妈修复产后问题皮肤。橄榄油是从橄榄果或橄榄叶中提炼出的精华，它含有多种脂溶性维生素，且不饱和脂肪酸含量高达88%，能轻易地被皮肤吸收，起到保湿、抗氧化、防敏感、防紫外线、抑菌等功效。

（一）产后妙用橄榄油

橄榄油不仅被应用到我们日常生活的各个方面，它对新妈妈产后的问题皮肤还有特别功效。

❶ 去除妊娠纹
用一匙橄榄油涂于妊娠纹处，轻轻按摩，长期坚持可祛除妊娠纹或使之变浅。

❷ 呵护开裂的乳头
新妈妈哺乳期若出现乳头开裂流血，可以在每次喂完奶后，先用生理淡盐水清洗乳头后，再涂上一点橄榄油，坚持每次喂完都涂一点，不久就可以愈合。

❸ 产后瘦身
沐浴时，先将身体洗净，再以棉花浸橄榄油遍涂全身，然后用热毛巾包裹，10分钟后再用温水冲洗一遍即可。

（二）挑选橄榄油

若想发挥橄榄油的良好功效，就应该选择品质良好的橄榄油产品。好的橄榄油可以通过以下几个方面来挑选。

优质橄榄油油体浓郁、透亮，呈金绿色或金黄色，颜色越深越好。而质量差的橄榄油油体较浑浊，缺乏透亮的光泽，这是由于放置时间长，开始氧化的结果。若颜色过浅，则说明是精炼油或勾兑油。精炼的橄榄油中色素及其他营养成分被破坏。

优质的橄榄油有果香味，不同的树种有不同的果味，如甘草味，奶油味，水果味，巧克力味等。
如果闻到有陈腐味、霉潮味、泥腥味、酒酸味或金属味等，则说明橄榄油已经变质，或者橄榄果材料有问题。

尝一尝
好的橄榄油口感爽滑，有淡淡的苦味及辛辣味，喉咙后部有明显的感觉，辣味感觉比较滞后。如果品尝后感觉有异味，或者干脆什么味道都没有，则说明橄榄油已经变质，或者是精炼油或勾兑油。

精油美容美体效果佳

对于精油，本书已介绍过它在产后抑郁症方面的用途，而将精油运用到美容美体上，功效就更为广泛了。比如：精油可以美容养颜、舒缓安眠。

（一）精油的作用

1 美颜养颜

主要成分　杜松子、葡萄柚、天竺葵、月见草油等天然植物精油。

功　　效　有效地排除体内废物、毒素及多余的水分，能缓解皮肤因外在环境因素及情绪因素所产生的压力，达到镇静放松及洁白滋润皮肤的效果。

❷ 放松减压

主要成分 　薰衣草、薄荷、冬青木等多种天然植物精油。

功　　效 　促进血液循环，安抚镇静，缓解手脚冰冷。

❸ 舒缓安眠

主要成分 　薰衣草、柠檬、橙花等天然植物精油。

功　　效 　镇静情绪，减轻压力，抗抑郁和失眠。

（二）使用精油的注意事项

对于精油的使用，需要新妈妈注意以下几个方面。

1. 精油一般不要内服，除非有注明可以口服或获得芳香治疗师或医师的指示。

2. 柑橘类精油，如佛手柑、柠檬等，会导致皮肤对阳光紫外线过敏。因此，使用过后8小时内请勿曝晒肌肤于阳光下。

3. 患有高血压的新妈妈，切勿使用迷迭香、山艾、牛膝草、百里香。

4. 请按建议量使用。使用过量会导致相反效果，甚至对身体造成过大负担。若过量使用伊兰、鼠尾草会引起睡意。

5. 精油必须稀释后才能使用，除非有其他特别的建议。

6. 请避免宝宝直接碰触，以免误用而发生危险。

7. 精油必须储存于密封完好且为深色的玻璃瓶内，并且放置于阴凉的场所避免阳光直射，以延长精油寿命及确保精油的疗效。

8. 皮肤或体质敏感者，请在使用前先进行敏感测试。

Part 6

月子期的育儿
要点

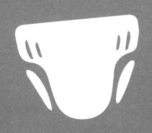

宝宝的出生为一家人带来欢乐，而家人也都对可爱的宝宝特别疼爱。尤其是和宝宝一起努力了10个月的新妈妈，对宝宝的爱更是十分浓厚。

我们经常可以看到新妈妈对宝宝说"妈妈好爱你啊""宝宝真是妈妈的小心肝儿"之类的话。其实，行动才是爱的关键。

若想让爱宝宝的行动更加完美，新妈妈就应该了解宝宝身体成长的变化，学习一些照顾宝宝的技巧，让宝宝在新妈妈的精心照顾下，吃得好、睡得香、茁壮成长。

新生儿生长发育特点

每一个新妈妈面对自己的宝宝时，心中都有一个良好的愿景，一定要尽心地照顾他（她），让自己成为一个称职的妈妈。所以，对初为人母的新妈妈来说，如果了解宝宝在每个时期的生长发育变化情况，那么照顾起宝宝就会变得更加顺心顺手。

第一周宝宝的成长状况

这段时期的宝宝大部分时间是在睡觉，睡眠时间每天可达20小时以上。随着宝宝一天天长大，睡眠时间也在慢慢减少。

宝宝在出生第2天，排出的胎便是黑绿色的，新妈妈面对这种情况不要担心，一般在第4～5天时，宝宝的大便就会变为黄色了，也就证明已进入正常状态了。新妈妈还要注意一个情况，这周的宝宝排尿次数每天6～10次，但每次排尿量是比较少的。

这时的宝宝，最重要的事情就是吃奶，平均每2～3小时吃一次。

所以，新妈妈看到宝宝饿了，就应该随时喂他。

> **第一周** 由于吃奶少、排便等原因，宝宝在出生后2～4天后，体重会出现暂时性下降现象，一般不超过300克。

一般新生儿在出生5天时，能分辨出妈妈和其他人味道的不同。这说明宝宝已经具有了嗅觉、触觉和味觉。

第二周宝宝的成长状况

第二周 > 宝宝睡觉的时间变得比第一周长2小时左右。由于宝宝大部分时间在睡眠中度过，所以要给宝宝创造一个安静的环境。第二周的宝宝吃奶量开始增加，一般是2～3小时一次，大便次数也增加为8～12次。

由于宝宝的吃奶量增多，体重开始明显上升，这也说明宝宝的身体开始了正常的生长。为了保证宝宝体能的健康，尽可能地用母乳喂养。

个别的宝宝在脐带脱落后，会在靠近脐部的地方产生小的肿块。新妈妈不要担心，肿块一般在宝宝周岁内会自然消失。如果肿块有扩大或者一直存在，要带宝宝去咨询医生。

当宝宝受到某种刺激时，会产生一种无意识的条件反射，比如撞门的声音偏高，宝宝因此受到惊吓时，手脚会不由自主地抱向胸前。这种无意识的行为，随着宝宝肌肉控制能力的增强，会逐渐地向有意识的行为过渡。一般在1个月左右，就会出现有意识的行为。

由于宝宝具有行走反射的本领，新妈妈可从第2周开始，对宝宝的这种能力加以训练，有助于大脑的发育和智力的发展。

这个时期宝宝会出现鼻子不通畅，这是宝宝在这个时期出现的一种症状。

第三周宝宝的成长状况

这周的宝宝体重继续增加，并且出现了个体的差异，有的喜欢安静，有的会哭闹得厉害。爱哭闹的宝宝，不仅仅是因为饿了或不舒服，有时在没有原因的情况下宝宝也会哭闹。所以新妈妈要根据具体情况判断宝宝哭闹的原因。

对于好哭好动的宝宝，新妈妈可能会感到不易照料，累得筋疲力尽；对于文静乖巧，较少哭闹的宝宝则会感到特别省心省事。作为新妈妈而言，要想改变宝宝的个性是不太容易的。任何一个宝宝都是独特的，新妈妈一定要有耐心，去适应他，尊重他的个性。

宝宝出生2~4周，有的开始出现肠绞痛的症状。如果宝宝经常烦躁不安，或者不明原因哭闹，甚至哭闹得特别厉害，并且一阵一阵地痛哭，有时持续数分钟后才能安静下来，那么宝宝有可能是患了肠绞痛。这种症状没有特别好的治疗方法，等宝宝长大些会自然消除。也可以在宝宝肠绞痛发作时，让宝宝趴着，为宝宝做背部按摩，以缓解疼痛或带宝宝去看医生。

宝宝的各种条件反射都已经形成，当你用一个手指轻触他的掌心时，他会紧紧地握住你的手指不松手；如果把他抱在胸前，准备喂奶，或是宝宝因饥饿啼哭时，他都会把头左右摇摆，张开小嘴，拱来拱去地找妈妈的乳头；他已经可以很熟练地掌握吸乳的要领，小嘴吸吮得十分有力；现在宝宝还能够和你短时间的对视。当宝宝这样做的时候，新妈妈也应该专注地看着宝宝，轻唤宝宝的乳名，冲他点点头，给他一个充满爱意的笑脸，这些都会让宝宝感到快乐。

宝宝特别喜欢妈妈给自己做按摩操，喜欢妈妈温柔的触摸、亲切的声音。这时宝宝的身体还很柔软，所以新妈妈在抱自己的小宝宝时，一定要注意托住宝宝的颈部和腰臀部。

第四周宝宝的成长状况

这周宝宝的体重增加了。吃奶有规律了，喜欢吮吸，所以新妈妈不要限制宝宝吃奶。母乳喂养的宝宝，由于母乳容易消化，所以喂奶的间隔时间要短些。

宝宝夜里睡觉的时间延长了，可达4~6小时。

宝宝的脖颈力量开始增强，头部能够稍稍抬起或者直立一会儿，还能左右转动他的小脑袋，但要注意时间不要太长，以免宝宝感到劳累。宝宝胳膊和腿的动作也更加协调，说明他控制肌肉的能力有所加强。

经过一个月的哺育，宝宝的心理和感觉有了一定的发育。喜欢看妈妈的笑容，喜欢听妈妈的声音，并且对妈妈的声音很熟悉了。如果是陌生的声音或者声音过大，宝宝可能感到害怕而哭闹。

对在50厘米以内声音的来源能够做出判断，头会随着声音传来的方向而转动。宝宝的眼睛现在已能看清近距离的人和物，目光也会跟随眼前的物体水平移动，特别喜欢看线条较粗，图案简单，颜色鲜明的图画，尤其是人脸图案。

皮肤的感觉特别敏感，过冷、过热或者有头发或其他东西碰触到宝宝的皮肤时，他都会因为不舒服而身体乱动或者哭闹。

第五周宝宝的成长状况

这周的宝宝趴在床上能够把头抬起来了，有的宝宝头颈已经可以竖起来，但不要让宝宝趴卧的时间太长，趴一会儿或竖一会儿就要平躺下来休息。

外界的声音对宝宝来说已经变得比较熟悉了。宝宝会用"嗯嗯""啊啊""咯咯""呀呀"的声音来表达他的感情和需要，这时新妈妈一定要注意，可以模仿宝宝的发音与他"对话"，及时回应宝宝，尽可能面对面和宝宝"交谈"，即使你离开宝宝一会儿，也可以继续和宝宝对话，让宝宝能听到你的声音，这样他的情绪就会平静很多。

现在的宝宝能区分白天和黑夜了，对抓东西也很有兴趣。

作为妈妈，在照顾宝宝的过程中，可能会吃不踏实、睡不安生，感到很辛苦。但看到宝宝一天天健康地长大，心中会很安慰，并因此而更加珍爱自己的宝宝。

母乳喂养还是人工喂养

对于刚出生的小宝宝来说，最重要的事情就是吃。新妈妈应该如何让宝宝吃好吃饱呢？这里边的学问可不少。

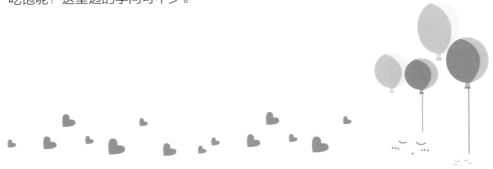

开奶

重视
开奶

产后30分钟内要让宝宝吃上第一口奶。即使此时没有乳汁，也要让宝宝吸吮乳头。可以说，宝宝是最好的吸奶器。通过宝宝频繁吸吮乳头，能促进乳腺管的畅通，帮助新妈妈开奶，同时帮助产后子宫收缩和复旧。

开奶除了靠宝宝的小嘴，饮食和乳房按摩也是不可少的。

新妈妈刚生产完，体质较弱，加之有的乳腺管还未通，所以不能大补。平时多喝水，常吃清淡的汤粥，比如丝瓜鸡蛋汤、红糖小米粥等。

按摩
通乳

双手洗净，选一个舒适的姿势仰卧或半卧，放松。一只手抱住乳房，另一只手的拇指由乳房基底部向乳头方向画圈按摩。双手张开置于乳房两侧，掌根用力，由乳房基底部向乳头方向挤压。

如何喂奶

目前最重要的就是如何喂奶了。

（一）平时喂奶

1 新妈妈找一个舒服的姿势，如端坐或是躺倒，把宝宝抱在胸前或是让宝宝睡在自己身边。宝宝的整个身体都应该面向妈妈，而不只是头部。如果需要，可以用枕头支撑自己的胳膊、背部或是支撑宝宝，但请确保枕头不会妨碍宝宝的呼吸。

2 不要理会周围的干扰，专心致志地感受紧贴着你胸部的宝宝。如果宝宝没有立刻吮吸，妈妈可以用手指或乳头轻碰宝宝的脸，吸引他产生吸奶反应。

3　宝宝应该含住包括乳晕在内的整个乳头。一些宝宝可能得学上一阵才能做到这一点，但这个步骤很关键，因为如果宝宝吸吮方法不对，乳头很快就会感到疼痛。新妈妈应帮助宝宝把乳头衔在嘴中央，衔住的乳晕越多越好。

4　喂奶的时候随时调整自己和宝宝的姿势。因为你越放松，喂奶的过程就越顺利。

5　刚开始的时候，每侧让宝宝吸5分钟。接下来的几天内，逐渐延长至每侧吸10～15分钟。每次喂奶时间的长短取决于宝宝的胃口，不要强迫宝宝。

6　在新妈妈需要让宝宝换乳头吸的时候，不要强拉硬拽，以免弄伤乳头。只需把手指伸到宝宝的嘴巴和自己的乳头之间，就能阻止宝宝吸吮。

7　除非觉得乳头疼痛，否则就可以任由宝宝慢慢地吸吮。

8　宝宝吃完奶之后，扶着宝宝稍稍直起身子，轻轻拍打宝宝的后背，直到他打嗝为止，否则宝宝容易出现溢奶。

宝宝总是不打嗝怎么办

　　个别时候，宝宝打嗝是听不见声音的，关键是要帮他把吞咽母乳时一起吸进去的空气释放出来。如果宝宝一直不打嗝，就把宝宝竖立起来多抱他一会儿，然后给宝宝围一块干净的围嘴，以防他睡觉的时候溢奶。

（二）夜里喂奶

宝宝在夜间也需要新妈妈来喂奶，处于半梦半醒的新妈妈，如果给宝宝喂奶很容易发生意外，对此，新妈妈要注意以下几点。

❶ 不要让宝宝含着奶头睡觉

有些妈妈为了避免宝宝哭闹影响自己休息，就让宝宝叼着奶头睡觉，或者一听见宝宝哭就立即把奶头塞到宝宝嘴里，这样会影响宝宝的睡眠，也不容易让宝宝养成良好的吃奶习惯，而且还有可能在新妈妈睡熟后，乳房压住宝宝的鼻孔，造成窒息。

❷ 保持坐姿喂奶

为了培养宝宝良好的吃奶习惯，避免发生意外，在夜间给宝宝喂奶时，也应像白天那样坐起来抱着宝宝喂奶。

（三）喂奶问题Q&A

新妈妈已经了解了怎样给宝宝喂奶，但是在喂奶过程中，新妈妈仍然有很多疑问，如"宝宝怎样才是吃饱了？""宝宝呛奶怎么办？"下面我们将为新妈妈一一解答这些问题。

Q 宝宝第一口奶什么时候吃？

A 宝宝刚出生，第一口奶什么时候吃最合适呢？根据调查显示，宝宝出生后的10～30分钟是一个敏感期，这个时候宝宝的吸吮反射最强，如果此时没有得到吸吮的体验，将会影响以后的吸吮能力。所以，请在宝宝出生的30分钟内给他喝上第一口奶吧！

Q 开奶前吃什么？

A 如果宝宝嗷嗷待哺，妈妈却还没有奶，怎么办？这时千万别急着让他用奶瓶吃配方奶。因为吸奶瓶比吸妈妈的乳房要省力多了，聪明的宝宝一旦吃奶瓶上了瘾，很可能会拒绝吮吸妈妈的乳头。

因此，妈妈未开奶前，即便是用奶瓶给宝宝喂奶或喂水，也要先让宝宝吸吮自己的乳头。

Q 宝宝吃饱了吗？

A 有些新妈妈不知道宝宝的奶量，总怕宝宝吃不饱。新妈妈应该仔细了解下面这些问题。

- 宝宝是否会自动吐出奶头？
- 每天是否换6~8次很湿的尿片以及排大便3~5次？
- 宝宝的体重每周是否增加100克~200克左右？
- 宝宝的肤色是否健康、皮肤和肌肉是否有弹性？

如果以上问题的答案都是肯定的，那么就代表宝宝吃得很好。

Q 呛奶怎么办？

A 如果宝宝的吞咽能力不强，就很容易呛奶。若新妈妈的奶水太冲，宝宝来不及吞咽，这样的情况就会更严重了。

新妈妈在喂奶时最好先用中指和食指压住乳晕，让乳汁缓慢地流进宝宝嘴中，这样就可减少宝宝呛奶了。

Q 吐奶怎么办？

A 宝宝一旦出现吐奶，妈妈千万别慌张，可把宝宝上半身抬高，或者将宝宝的脸偏向一侧，防止呕吐物进入气管导致窒息。宝宝吐奶后，不要继续喂奶，最好30分钟后喂一些白开水。

Q 打嗝怎么办？

A 避免宝宝打嗝的最好办法就是每次喂奶后帮助宝宝拍嗝。新妈妈应竖着抱起宝宝，轻轻拍打后背5分钟，或者试试用手掌按摩宝宝的后背。或在宝宝上半身垫些枕头，使上身保持倾斜，这有利于胃中空气的排出。

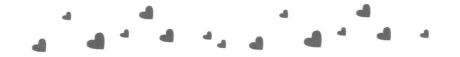

Q 喝奶粉的宝宝应注意什么?

A 如果新妈妈因为种种原因,不能喂宝宝母乳,用奶粉喂宝宝应该注意以下几点。

● 奶嘴的孔不能开得太大,否则易使宝宝一下吸入过多的奶而呛着。

● 喂奶时要将奶瓶后部始终略高于前部,使奶水能一直充满奶嘴,这不容易让宝宝吸入空气。

● 不要让宝宝平躺在床上吸奶瓶,最好是抱起宝宝,使宝宝的头略高于身体,这样不易发生吐奶。

Q 如何选购奶粉?

A 好的奶粉可以通过以下几个方面来挑选。

（试手感）

用手指捏住奶粉包装袋来回摩擦,真奶粉质地细腻,会发出"吱吱"声。而假奶粉由于掺有绵白糖、葡萄糖等成分,颗粒较粗,会发出"沙沙"的流动声。

（辨颜色）

真奶粉呈天然乳黄色。假奶粉颜色较白,细看有结晶和光泽,或呈漂白色,或有其他不自然的颜色。

（闻气味）

打开包装,真奶粉有牛奶特有的乳香味。假奶粉乳香甚微,甚至没有乳香味。

（尝味道）

把少许奶粉放进嘴里品尝,真奶粉细腻发黏,易粘住牙齿、舌头和上腭,溶解较快,且无糖的甜味（加糖奶粉除外）。假奶粉放入口中很快溶解,不粘牙,甜味浓。

把奶粉放入杯中，用冷开水冲，真奶粉需经搅拌才能溶解成乳白色浑浊液。假奶粉不经搅拌即能自动溶解或发生沉淀。

用热开水冲时，真奶粉会形成悬浮物，搅拌之初会粘住勺子。掺假奶粉溶解迅速，没有天然乳汁的香味和颜色。其实，所谓"速溶"奶粉，都是掺有辅助剂的，真正速溶纯奶粉是没有的。

有些假奶粉是用少量奶粉掺入白糖、菊花精和炒面混合而成的，其最明显的特性是有结晶，无光泽，呈白色或其他不自然颜色，粉粒粗，溶解快，即使在凉水中不经搅拌也能很快溶解或沉淀。

建立亲密亲子关系

除了关注宝宝的健康以外，新妈妈还需要关心宝宝的情绪问题。让宝宝舒适、情绪快乐，才能够帮助宝宝健康成长。

新生的宝宝还不能说话，也不太会通过形体来表达感情，那么新妈妈怎么才能让宝宝过得舒适快乐呢？请不要担心，下边我们将给予新妈妈一些指导。

如何建立亲密关系

1 亲密接触

在新生宝宝刚来到这个世界时，脱离妈妈子宫内熟悉的环境，会感到非常不安。新生儿刚出生时，可以把他放在妈妈的胸前，和妈妈亲密接触，宝宝听到妈妈熟悉的心跳声，会感到很舒适，产生一种安全感。

② 和宝宝对话

有研究表明，出生不久的新生宝宝就能分辨出妈妈的声音。在宝宝出生后不久，妈妈就和宝宝进行交流，用妈妈的声音安抚宝宝，宝宝在这种安抚下，会对陌生的世界产生一种安全感。如果妈妈的声音很有节奏感，宝宝还会随着声音的变化扭动身躯。

③ 妈妈和宝宝同居在一个房间里

有研究表明，妈妈和宝宝同住在一起，宝宝较少哭闹，因为他们的哭声很快会得到妈妈爱心的回应，所以宝宝会更有满足感。

④ 可适度给宝宝听音乐

在宝宝睡前，放几首催眠曲给他听，或在他啼哭时放一些轻快柔和的乐曲，可以培养宝宝稳定愉快的情绪。不过音乐不能代替人的声音，所以播放音乐要适度，每天在固定的时间内放给宝宝听，一般以不超过半小时为宜，且曲子不要频繁更换，比如为了催眠而播放的音乐应该固定，可以形成条件反射，音乐的曲调要与婴儿的活动内容相符合。

抚触按摩，肌肤之亲传递最深的爱

对宝宝进行按摩，不但可以塑造宝宝健美的体形，还可以有效防止宝宝食欲不振，增强宝宝活力，恢复宝宝的肌肉张力。

（一）宝宝的按摩流程

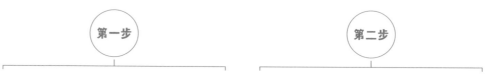

第一步	第二步
从宝宝的前额中心处，用双手拇指往外推压至太阳穴处，重复4～5次。	双手手腕托起宝宝头部的同时，拇指尖轻轻画小圈按摩头部。

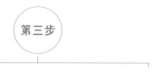

第三步

用双手大拇指从宝宝嘴角处推压至耳根处，重复4～5次。

第四步

在宝宝前胸部，双手交叉循环做腹部按摩，沿顺时针方向进行。

第五步

先用手指画小圈按摩宝宝手腕，再用拇指抚摩宝宝手掌，使宝宝小手张开。

第六步

从宝宝腿部向下捏到脚，一手握住宝宝脚后跟，另一只手沿腿向下捏压。

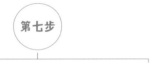

第七步

双手来回抚摩宝宝背部，拇指放在脊柱两侧带动其他手指上下滑动几次。

第八步

两手在宝宝背部来回按摩。整个按摩过程结束后，宝宝会舒服地冲你笑。

（二）给宝宝按摩的注意事项

❶ 注意手的清洁和温度

在给宝宝进行按摩之前，先要把手洗干净，把手指甲剪干净。可以揉搓自己的双手，让双手暖和起来。如果给宝宝按摩的时候手温太低，宝宝会感觉不适。

❷ 宝宝情绪最重要，轻轻松松效果好

按摩时，必须确定你和宝宝双方都处于精神放松的状态。只有在完全放松的情况下，才能确保按摩效果。如果宝宝和新妈妈的精神不够集中，会因外力的干扰中断按摩的进行，那么将会让效果大打折扣。

此外，当宝宝情绪不佳或是想睡觉的时候给宝宝按摩，可能会使宝宝产生反感，以后再也不愿意接受按摩了。

③ 宝宝生理状况的评估

进入按摩状态，皮肤的接触是不可避免的。因此，当宝宝有发疹性疾病、皮肤瘢痕以及溃烂创伤时，应该禁止在患处按摩，以免适得其反。

④ 按摩时间的掌握

喂奶后1小时是最佳的按摩时间。此时宝宝的精神状态良好，且不会因按摩产生吐奶的情形，此时按摩能够让宝宝感觉最舒服最愉快。

⑤ 按摩频率

不妨为按摩制定课表，每天1～2次，每次20分钟左右，让按摩成为你和宝宝之间的家庭活动。每次按摩时也可以和宝宝说说话，增进亲子感情。

⑥ 按摩力度要把握

宝宝所能承受的压力很小，因此给宝宝按摩时必须随时注意使用的力度。可以采用渐进式的方法逐渐加压，当宝宝看起来最舒服的时候，应该就是最合适的力道。

⑦ 环境布置

由于宝宝在按摩时通常都要脱掉衣服，所以温暖的室内是进行按摩的最好场所。冬天在开暖气的情况下才能为宝宝进行按摩。而且别忘了为宝宝准备一床柔软的床垫，让宝宝能在最舒服的状态下接受按摩。

宝宝沉浸在按摩中是非常享受的，因此很容易排尿，为了防止将床垫弄湿，在垫子上铺设防水布也很有必要。

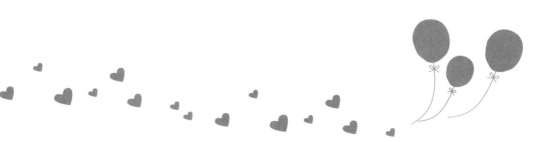

学会跟宝宝聊天、玩耍

新妈妈的爱要怎么传递给宝宝呢？怎样做才能跟不会说话的宝宝交流呢？

和宝宝玩耍、聊天就是最好的增进感情方式。而怎样和宝宝玩、怎样跟宝宝交谈，其中也有新妈妈需要多多学习的地方。

怎样和宝宝玩耍

玩耍可以让宝宝身心放松、情绪愉悦，当宝宝玩耍时，新妈妈适当地加入则可以很轻松地增进彼此感情。

（一）游戏对宝宝的重要性

在与宝宝的玩耍中，可以通过游戏提高宝宝多方面的能力。

 在玩游戏的过程中，可以面对面与宝宝交流，他可以听见你的声音，同时观察你的嘴和眼睛。当你经常重复相同的词语、歌曲或者童谣时，宝宝也会不断听到这些词语、歌曲或者童谣，这对于语言的发展十分重要。

 宝宝总是在思考，像小海绵一样从周围环境的刺激中获取信息，并把它和自己对整个世界的理解结合在一起。游戏可以提供这种刺激，游戏中的重复可以帮助宝宝学习，增强宝宝的记忆力。

 与宝宝一起玩游戏能够促进你和宝宝之间依恋关系的发展，一些游戏可以模仿一位游戏参与者的动作，另一些则可能是与宝宝轮流进行游戏，这些活动对发展宝宝的语言和社交能力都十分有益。

 很多游戏都需要宝宝大肌肉和小肌肉的共同参与，任何身体运动都将帮助宝宝体格的发展。

（二）怎样和宝宝玩游戏

什么才是宝宝适合玩的游戏呢？下面将为新妈妈介绍几个简单的玩耍方式。

❶ 模仿面部表情

做一个面部表情，如吐舌头或者皱鼻子，暂停片刻，鼓励宝宝重复。

❷ 躲猫猫

开始时用手或布遮住你的脸，接着，迅速移开手露出你的脸，同时用夸张的声音说"喵!"，当宝宝回应时冲他微笑。你也可以藏在门后或一件家具后面，然后突然出现并说"喵!"。

❸ 触觉体验

用不同质地的布料，如丝绸、丝绒、羊毛、亚麻布等轻轻地抚摸宝宝的面颊、双脚或小肚肚，让他体验不一样的感觉。

（三）这些游戏不能玩

玩游戏的方式有很多种，但是请新妈妈注意，不能跟宝宝玩耍以下游戏。

❶ 抛宝宝

用手托住宝宝的身体，往上抛出三四尺高，在宝宝下落时用双手接住。

宝宝自上落下，跌落的力量非常大，不仅有可能损伤成年人，而且成年人手指也有可能戳伤宝宝。更危险的是，若不能准确接住宝宝，后果将不堪设想。

❷ "坐飞机"

双手分别抓住宝宝的脖颈和脚腕，用力往上举，同时转圈。

这样做有跌伤宝宝的危险，还有导致脑瘫的危险。因为这种快速旋转，会使宝宝的脑组织与颅骨相撞，损伤脑神经，影响大脑发育。

③ 转圈

大人双手抓住宝宝的两只手腕，提起后飞快转圈。

这样做会使宝宝腕关节脱位。

④ 拔萝卜

有些大人想试一下宝宝的重量或逗宝宝开心，于是双手拉住宝宝的手臂使其离开地面。

这样做很容易扭伤宝宝的腕关节和肩关节，导致脱臼。

⑤ 过多逗笑

适当地逗逗宝宝，既可带来乐趣，也能使宝宝在笑声中健康成长。但是过分地逗笑会带来一些不好的后果。

因为宝宝缺乏自我控制能力，如果逗得笑声不绝，会造成瞬间窒息、缺氧，引起暂时性脑缺血，有损脑功能，还可能引起口吃。过分张口大笑，容易造成下颌关节脱臼。睡前逗笑，还会影响宝宝入睡。

⑥ 触摸生殖器

有一些大人喜欢用手去抓摸小男孩的生殖器逗他乐，这种逗乐方式不但不雅，还对宝宝的健康有不良影响。

因为宝宝的生殖器和尿道黏膜比较娇嫩，容易受到损伤，大人手上沾染的病菌会侵入宝宝尿道，造成泌尿系统感染。

⑦ 乱捏鼻子

在日常生活中，有些新妈妈看到宝宝的鼻子长得扁，或者想逗宝宝乐，就喜欢用手捏宝宝的鼻子。

常捏鼻子会损伤黏膜和血管，降低鼻腔防御功能，容易受到细菌、病毒侵犯。而乱捏鼻子则会使鼻腔中的分泌物、细菌通过咽鼓管进入中耳，诱发中耳炎。

⑧ 捏宝宝面颊

宝宝面颊脂肪垫丰满，肌肉张力低，常受刺激易使局部软组织和血管神经受到损伤。此外，如经常受到刺激，腮腺和腮腺管收缩能力会降低，可引起宝宝流涎和腮腺感染。

和宝宝玩耍是件十分开心的事情，可别因为不正当的玩耍，让本来开心的事情变成伤心的事情。新妈妈应该不断变化玩耍方式，找出一种宝宝喜欢的游戏，并且常和宝宝一起玩这款游戏，这样做妈妈和宝宝的感情一定会一天比一天深。

怎样和宝宝聊天

很多新妈妈都知道跟宝宝聊天可以增进感情，却不知道经常和宝宝聊天还有利于宝宝的智力发展。

（一）与宝宝聊天的重要性

虽然宝宝还不会说话，但是当他们听到父母在对他们说话时，其大脑思维正在不断变化，他们所听到的任何一种语言都对大脑皮质产生有效刺激，促使思维更加活跃。

研究人员在经过反复实验之后发现，在各种声响中，宝宝对父母的语言刺激最敏感、最愿意接受，也最能激发宝宝的语言发展和智力提高。

（二）如何跟不会说话的宝宝聊天

对于不会说话的宝宝，新妈妈应该如何跟宝宝聊天呢？该对宝宝说些什么呢？

❶ 眼神交流

当可爱的宝宝睁开双眼时，一定要把握住这短暂的第一时刻，用温柔的眼神注视他。要知道，宝宝早期就能认清别人脸，每次当他看着你的时候，都在加深对你的记忆。

❷ "咿呀"话语

你看到的可能只是一张天真无邪，不谙世事的小脸，但不妨给他机会，让他也能和你交谈。很快，他就会捕捉到与你交流的节奏，不时地插入几句自己的"言语"。

③ 共同分享

带宝宝外出散步的时候，不时地跟他说你所看到的东西。比如："看，那是一只小狗！""好大的一棵树啊！""宝贝，听到铃声了吗？"这样做可以最大限度地帮宝宝增加词汇量。

④ 共同歌唱

尽量多学一些歌曲，不妨自己改编歌词，在任何情况下都可以给宝宝唱歌，还可以让宝宝听一些优美动听的歌曲。研究表明，音乐的熏陶有助于宝宝对数字的认知。

⑤ 编故事

挑选一些宝宝最喜欢的故事，把其中的主人公换成他的名字，他会觉得更有趣。

⑥ 数一数

数一数楼梯的台阶，数一数宝宝的手指，数一数家里有几个人。养成一种大声数数的习惯，很快宝宝就会加入其中和你一起数数了。

⑦ 看图回答问题

找一本宝宝熟悉的图画书，指出其中的细节，从抽象到具体向宝宝提问，如"小兔子爱吃萝卜吗？"或者"小兔子在吃什么呀？"

和宝宝聊天的意义不仅仅是增进感情，在聊天的同时，让宝宝多一些对这个新世界的认知，可帮助宝宝更快地适应环境，开发智力，让宝宝变得更加聪明。

新生儿的日常护理

新生儿护理是一件考验着各位新爸妈育儿智慧的事情，可谓烦心但又快乐着。新生儿护理涉及宝宝生活的方方面面，例如五官、吐奶、湿疹、打嗝、鼻塞等，都需要爸妈精心护理，这样宝宝才能健康快乐地长大。

如何让宝宝睡得香

宝宝刚出生，新妈妈除了让宝宝吃得好以外，另一项重要任务就是怎样才能让宝宝睡个好觉。对于没有经验的新妈妈来说，怎样哄宝宝睡觉是个让人头疼的事情。

（一）哄宝宝睡觉的技巧

月子期间，新妈妈和宝宝都需要休息。可是如果宝宝哭闹不停，妈妈和宝宝都不能休息。请新妈妈不要担心，哄宝宝睡觉是有技巧的！

❶ 帮助宝宝区分白天和黑夜

一定要学会让宝宝区分白天和黑夜。用光和声音来促进宝宝生物钟的形成，通过光亮和黑暗的对比让宝宝学会分辨白天和黑夜。

在早晨宝宝该起床的时候，把宝宝放在光线明亮的地方，用妈妈温暖的怀抱或轻柔的音乐来唤醒宝宝。慢慢地，宝宝就会养成按时入睡、按时起床的习惯了。

❷ 洗澡帮助睡眠

很多宝宝都喜欢洗完澡后就睡觉。在每晚固定的时间，新妈妈就可以开始给有困意的宝宝洗热水澡了。洗完后，新妈妈要给宝宝喂些水或者奶，然后，把宝宝放在小床上，关掉房间的灯，宝宝很快就能入睡了。

❸ 观察宝宝的小动作

妈妈在日常生活中，可以注意观察一下宝宝喜欢的小动作。比如，有的宝宝喜欢摸着妈妈的脸才能睡着，有的宝宝喜欢含着自己的手指才能睡着……

新妈妈在摸清宝宝睡觉的小动作后，先顺从他的习惯，慢慢地宝宝就容易入睡了。因为这些小动作让宝宝感到安全感，新妈妈千万不要过多干预。

❹ 限制玩耍时间

要想宝宝更容易入睡，睡觉前一定不要让宝宝玩得太兴奋，不然他在晚上也会想着玩，不想睡觉。即使费力气哄宝宝睡着了，也会使宝宝睡得不安稳、不踏实。

在宝宝睡觉前，可以给宝宝轻声念念儿歌、听听舒缓的音乐，感觉宝宝有些困的时候就赶快哄宝宝睡觉，这样宝宝更易入睡。

当宝宝哭闹不睡时，妈妈会想出各种方法来哄睡宝宝，但千万不要用力摇晃宝宝睡觉。因为大幅度地摇晃会使婴儿大脑在颅骨腔内震荡，造成脑组织表面小血管破裂，引起不良后果。

（二）观察宝宝的睡眠情况

宝宝睡眠不安也是一些新妈妈常常遇到的问题。新妈妈常常无法分辨宝宝是不是生病了。那么，新妈妈怎样观察宝宝的睡眠呢？

如果宝宝经常在夜晚哭闹不眠，新妈妈就应该尽量让宝宝白天少睡觉。如果宝宝在其他时间睡眠不安，新妈妈就应该认真找找原因，再采取相应措施。

首先，可以看看室内温度是否过高或宝宝包裹得太多。如果宝宝是因为太热而睡不安稳，这时宝宝鼻尖上可能有汗珠，摸身上也潮湿，这就需要降低室温，减少包裹，宝宝感到舒适就能入睡。如果摸宝宝的小腿发凉，则表示宝宝是由于保暖不足而不眠，可加盖被或用热水袋在包被外保温。

另外，大小便使尿布湿了，宝宝会不舒服也睡不踏实，应及时更换尿布。

还有母乳不足，宝宝没吃饱也会影响睡眠。因此，新妈妈就要多喂几次，促进乳汁分泌，让宝宝吃饱。

襁褓是否太松

新妈妈坐月子期间，宝宝总是哭闹，还有一个常常被忽略的原因，就是襁褓的包裹可能太松了。

未满月的小宝宝，还不能很好地控制自己的四肢和睡姿。如果襁褓过松，会让他睡得不舒服。因此，新妈妈尽量把襁褓裹紧一些，可以让宝宝更舒服。

襁褓勒紧的程度，以宝宝可以小幅度自由活动，而且没有出现不适的表情为准。

如果上述情形都不存在，那么新妈妈可能在孕期有维生素D和钙摄入量不足的情况，宝宝可能有低钙血症，可给宝宝补充维生素D和葡萄糖酸钙即可见效。

如果除睡眠不安还伴有发热、不吃奶等其他症状时，应立即去医院检查，请医生医治。

口、鼻、耳、眼的护理

（一）口腔的护理

宝宝的口腔不需要特别护理。由于宝宝的口腔黏膜细嫩，如果擦伤易引发感染，所以为了保证宝宝口腔的干净与卫生，可给宝宝多喂些温开水，起到冲洗口腔的作用。但需要家长注意的是，婴儿出生后，在牙龈上常见到白色或灰白色的小点，俗称马牙。马牙不是病态，随着宝宝吃奶吮吸的动作，会自行脱落或消失。如果宝宝常咬奶头、不吃奶或哭闹，要找医生来处理。家长千万不能用针、特别是不干净的针给宝宝挑马牙，以防感染细菌引起发炎高烧等，重者可导致败血症。

（二）鼻腔的护理

新生婴儿的鼻腔狭窄，容易发生堵塞，从而使呼吸不畅，严重时可造成呼吸困难。

如果宝宝鼻腔分泌物硬化，产生很多鼻痂，也会造成鼻腔堵塞。宝宝在吃奶时，由于呼吸不通畅，就难以安静地吃奶，睡觉也不踏实。所以当宝宝鼻子不通气时，妈妈一定要及时进行护理。

当宝宝由于鼻塞而不能正常呼吸时，新妈妈可用食指肚轻轻搓揉宝宝鼻翼的两侧，由下向上移动，然后再从眼角到鼻翼两侧轻轻按摩。

如果宝宝鼻腔里有鼻痂时，可用1～2滴母乳或清水滴入鼻腔，将鼻痂软化，让其自行排出来。用棉签蘸点植物油，小心地将鼻痂旋转出来。或用软物（如面巾纸）伸入宝宝鼻腔，让宝宝打喷嚏，把鼻痂排出来。

如果宝宝有鼻涕流出，要及时用湿软布擦拭干净，以防宝宝的鼻子堵塞，从而影响睡觉和吃奶。尽量不要让宝宝接触忽冷忽热的环境，以防感冒导致鼻子不通气。

（三）耳道的护理

如果宝宝的耳道有污垢，可用手扶好宝宝的头部，不要让其转动，然后用棉签将污垢旋出来。但要注意棉签不能伸入耳道太深，以免损伤鼓膜和外耳道。如果乳汁和泪水不慎流入耳道，要及时用棉签擦干。

为了保护宝宝的耳部，新妈妈可注意以下几点。

1. 经常给宝宝更换卧位，防止受压时间过长。

2. 给宝宝洗澡的时候，一定要防止洗澡水灌进宝宝的耳朵内。洗完澡后，用棉签把宝宝的外耳及外耳道小心拭干。

3. 要经常清洁宝宝的耳朵后方。这个部位常被忽视，容易积攒汗液和污渍，引起湿疹。如果发生湿疹，要用宝宝专用的湿疹膏。

4. 在宝宝吃完奶后，要把宝宝抱起来，竖着轻拍宝宝的后背，让其打嗝。这样就会防止宝宝躺着吐奶，流进耳道内。

（四）眼睛的护理

新生儿刚刚出生，身体的各部分都没有发育完全，尤其是眼睛，更是十分敏感，极易受到侵害。眼睛的健康关系宝宝一生的幸福，因此，必须护理宝宝的眼睛。

分娩过程中，婴儿的眼睛容易受到细菌的感染。刚出生的宝宝如果眼内有分泌物，要用软的干净的小毛巾或者用温水将棉签略湿一下，从宝宝眼内角向外轻轻擦拭。擦另一只眼睛时要更换新的棉签。如果眼部分泌物过多，需要给宝宝滴眼药水时，可遵医嘱给宝宝滴氯霉素眼药水。给刚出生的宝宝洗澡，一定要选用婴儿专用沐浴露，因为宝宝眼睛不能分泌眼泪，所以千万不能用含有刺激物的沐浴露，会对宝宝眼睛产生伤害。

给新生儿照相时，一定不要用电子闪光灯。因为新出生的宝宝视网膜发育还不健全，角膜是干燥的，泪腺也没有发育，所以不能阻挡强光。电子闪光灯的强光会灼伤新生儿的角膜和眼底视网膜，重者可导致失明。可用自然光、侧光或逆光给宝宝照相留念。

宝宝在出生的第一天就能看清东西，对红色的东西特别敏感。为了锻炼宝宝的视力，新手爸妈可在宝宝醒着的时候，在宝宝眼前15～20厘米远的地方拿着一个红线球左右移动，让宝宝的视线随着线球移动，时间控制在1～2分钟。时间过长，宝宝就会疲劳。如果宝宝不能随着物品转动视力，或者不能直视，则要带宝宝到医院就诊。

婴儿用的脸盆和毛巾在初次使用前应煮沸消毒，并且要和大人分开。噪声对宝宝也会有影响，会使宝宝的视力清晰度下降，所以要给宝宝创造一个安静的睡眠环境，远离噪声。

囟门的护理

宝宝的头部有两个囟门，位于头前部的为前囟门，又称大囟门。在头顶后"人字"形的空隙，为后囟门，又称小囟门。

新生儿的囟门不能随意触碰，且要做好护理。

如果宝宝囟门处有污垢，可以用橄榄油涂在宝宝囟门处，将污垢润湿2～3小时，再用无菌棉球顺着头发的方向擦掉，并用温水、宝宝专用香皂洗净，不能用手抓挠、按压宝宝的囟门，更不能用硬物在囟门处刮划。

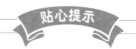
贴心提示

新手爸妈可以通过观察宝宝的囟门，了解宝宝的身体健康状况。如果宝宝囟门凸起，或者摸上去感觉紧绷绷的，表示有颅内压增高，常见于颅内出血、脑瘤等；如果新生儿囟门过度凹陷，这种状况常见于重度营养不良的宝宝或由于呕吐、腹泻等原因引发脱水的宝宝。所以对于新生儿囟门的护理一定要仔细、谨慎，一旦发现囟门发生异常，应及时向医生咨询。

皮肤的护理

很多新妈妈对宝宝娇嫩的肌肤十分喜爱，总是忍不住去抚摸。对于宝宝的肌肤，新妈妈就更应该细心呵护了。

❶ 润肤

虽然宝宝的皮肤看上去柔软光滑，实际上它十分结实且富有弹性。皮肤是人体最大的器官，在人的一生中，皮肤会一直处于不断更新的状态。

在宝宝刚刚出生后几天里，如果发现宝宝皮肤脱落、发红或像雪片一样掉下来，不要感到吃惊，这些都是正常的。可用温和的软膏润滑宝宝的皮肤，宝宝的皮肤很快就会变得滋润光滑。

❷ 保湿

想让宝宝的皮肤健康，新妈妈要做的就是保持宝宝皮肤自然的柔软度和强度。

可以使用凡士林等作为日常保湿用品。还可以购买不带香味、含有矿物油或矿脂成分的产品。不论选择哪些产品，尽量不要改变，这样宝宝的皮肤就不需要总是要去适应不同产品中的不同成分了。

❸ 防晒

不论多大的婴儿都应该避免日光的直晒，通常10~15分钟就能够晒伤婴儿，即使是在有云的时候。

防晒的第一层屏障就是衣物。在暖和的天气，给宝宝穿上可以遮住胳膊和腿的轻便棉质衣物。每次带他外出的时候都要为他戴上一顶宽檐帽。避免在上午10点到下午3点这段日晒最强烈的时间外出。

❹ 指甲的修理

宝宝的指甲非常薄，很尖锐，而且生长速度十分惊人。新妈妈需要每周为他修剪2次指甲。这个工作十分重要，因为宝宝会用指甲抓自己的脸。用婴儿指甲剪为宝宝修剪指甲。当宝宝睡着时更容易做这项工作，为避免剪到宝宝指尖上的皮肤，新妈妈应该紧紧抓住宝宝的手指，在修剪时把指垫向外压。

如果不小心剪到了宝宝的手指，出了血，新妈妈既不要惊慌失措，也不用自责。即使尽了最大的努力，这种事肯定会发生几次的，新妈妈只要紧紧地按一会儿就可以了。宝宝皮肤的自我修复能力是很强的。

宝宝的脚趾甲长得相对慢，通常都是非常软的。不必将它们修剪得同手指甲一样短，一个月修剪1~2次就可以了。

虽然看上去宝宝的脚趾甲是在向肉里长，其实宝宝很少有因为脚趾甲向里生长而感觉到疼的。如果脚趾甲周围的皮肤发红或变硬，应该带宝宝去看医生。

乳痂

乳痂是新生儿常见的肌肤问题，它不会传染，通常不会对宝宝的健康造成不良影响，所以遇到乳痂不要太焦虑！

虽然乳痂形成原因不明，但通常和卫生条件差无关，可能与母体激素过度刺激有关。

针对不严重的乳痂，可涂抹适量植物油或凡士林，待乳痂软化后轻轻擦去，或用宝宝专用软毛梳轻轻刷去，然后用宝宝专用洗护用品彻底冲洗干净。这样处理，一般3~5天情况就会改善。

需要注意的是，如果乳痂较多，涂抹油类后应多敷一会儿，然后再清洗。乳痂清理不可能一次就清干净，要多清洗几次。清洗时，动作轻柔，不要用指甲硬抠，以免损伤头皮引起感染。最后，一定要清洗干净，否则宝宝头上留下的油脂会堵塞毛孔，容易再次导致或加重乳痂。

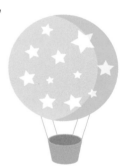

如果乳痂较严重，在头皮上形成了厚片状硬皮，或除了头皮，面部等其他部位也出现乳痂，使宝宝不舒服，最好带宝宝就医。

脐带的护理

在月子里，宝宝的脐带是易感染部位，如果护理不当，细菌就会通过脐带进入血液，引起感染，甚至宝宝有患败血症的风险。

脐带被剪断后便形成了一个创面，细菌极易通过这个地方侵入新生儿体内，发生脐炎，甚至会引发菌血症和败血症，导致死亡，所以新妈妈对宝宝的脐带部分，要精心消毒护理。

① 在脐带脱落之前，新妈妈要时刻注意宝宝的脐部是否清洁干燥。尿布或湿衣服不要捂住宝宝的肚脐，要是给宝宝盖在身上的衣物湿了，要马上换上干燥的衣物。如果给宝宝洗澡时不小心弄湿脐部，要用棉签把宝宝脐部的水分蘸干，然后用75%的酒精棉签对脐部进行消毒护理。护理时要从内向外，沿着顺时针方向轻轻擦拭，不要来回乱擦，以避免皮肤周围的细菌进入脐根部。给宝宝穿纸尿裤时，一定不要让纸尿裤的边缘蹭磨到宝宝的脐根部，以防破皮出血。

② 脐带脱落后，仍要对宝宝的脐根部进行一段时间的消毒护理。给宝宝洗完澡后，用棉签蘸干脐窝内的水，继续用75%的酒精进行消毒护理。如果脐窝内有少量米汤样液体渗出，也可先用2%碘酒轻轻擦拭，再用75%酒精擦拭脐根及周围的皮肤。

③ 一般情况下，宝宝的脐带会在1～2周脱落。如果2周后还没脱落，新妈妈就要注意了，要仔细查看宝宝的脐带是不是感染了。如果宝宝脐部发生红肿、化脓等现象，并且有大量分泌物，就要带宝宝去医院就诊。

新生儿常见疾病的防治

新生儿黄疸

正常的生理性新生儿黄疸一般在出生后的3～5天出现，10天左右基本消退，最晚不会超过3周，大部分的新生儿黄疸都会在第2周消退。假如在第2周，新妈妈依然发现宝宝出现比较明显的黄疸，就有可能是病理性黄疸了。

（1）症状
● 在新生儿出生后24小时内，黄疸就非常明显。
● 黄疸遍及全身，为橘黄色，且在短时间内明显加深。
● 黄疸减轻消退后又加重或重新出现。
● 黄疸出现后2～3周仍不减轻甚至更明显。

- 宝宝的大便颜色淡或呈白色，尿呈深黄色。
- 黄疸同时伴随有发热、拒奶、精神不好、嗜睡、两眼呆滞等症状。

（2）护理

● 生理性黄疸

生理性黄疸通常是由于宝宝的肝脏功能不成熟造成的。随着新生宝宝肝脏处理胆红素的能力加强，黄疸会自然消退。所以对于生理性黄疸，新妈妈一般不需要额外护理，在宝宝黄疸期间可以适量多喂温开水或葡萄糖水利尿。

● 病理性黄疸

严重的病理性黄疸可并发胆红素脑病，通常称"核黄疸"，可造成神经系统损害，导致宝宝智力低下等严重后遗症甚至死亡。新妈妈需要仔细观察宝宝的黄疸变化，当出现特殊情况时，应及时就医。

新生儿鹅口疮

（1）症状

宝宝的口里出现白颜色的东西，看起来有点像奶块，开始是一小片一小片，慢慢地融合成一大片。一般奶块很容易擦掉，但是鹅口疮则不易擦掉。有的新妈妈会用手强制抠掉，被剥落的部位会出血，不久会在原来的部位出现新的白片。

一般情况下，宝宝出现鹅口疮时不会感觉疼痛、不影响吃奶，也不会出现其他症状。

（2）护理

鹅口疮在新生宝宝中很多见，最重要的原因在于新生宝宝抵抗力差，易通过食具、奶头等途径受真菌感染。预防鹅口疮的最好方法就是做好哺乳时的清洁卫生。

- 母乳喂养的宝宝喂奶前，新妈妈要做好个人的清洁卫生，用温水浸湿毛巾，擦洗自己整个乳房。新妈妈的内衣要保持清洁、干燥，注意洗手。

- 吃配方奶或者是混合喂养的宝宝，要注意奶瓶的清洁卫生，使用前用开水煮20分钟。
- 宝宝进食过后，可以给宝宝喂点清水，保护口腔卫生。

若发现宝宝已经患有鹅口疮，妈妈应该这样做：可用消毒棉签蘸2%苏打水清洗患处，然后涂点2%紫药水，每天3～5次。不严重的情况下，2～3次就有明显效果。如果症状越来越严重，就要去医院，在医生的指导下进行处理。

佝偻病

维生素D是一种脂溶性维生素，有助于身体对于钙磷的吸收，对于骨骼的正常生长是必不可少的。佝偻病的诱因就是因为身体内维生素D的缺乏，所以在医学上称为维生素D缺乏性佝偻病，简称佝偻病。

（一）佝偻病产生的原因

引发宝宝产生佝偻病的主因就是维生素D缺乏。

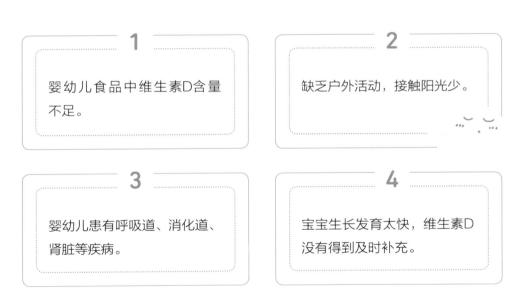

1

婴幼儿食品中维生素D含量不足。

2

缺乏户外活动，接触阳光少。

3

婴幼儿患有呼吸道、消化道、肾脏等疾病。

4

宝宝生长发育太快，维生素D没有得到及时补充。

（二）佝偻病的症状

佝偻病的早期症状在宝宝2~5个月时就会有所表现，如易惊、多汗、出牙迟、烦躁不安，腹大如蛙形，久坐后易发生脊柱弯曲，行走时下肢呈"O"形或"X"形。

（三）佝偻病的预防和治疗

佝偻病是可以预防的，可以从以下几个方面入手。

---

1 孕妇和处于哺乳期的妈妈，在饮食方面不要挑食，多食用富含维生素D和蛋白质的食物。

- - - - - - -

2 紫外线是维生素D的重要来源，所以要带宝宝多接触阳光，多到户外活动。

- - - - - - -

3 尽可能母乳喂养。母乳中的钙、磷比例适当，易于吸收，能为宝宝提供良好的钙来源。同时补充维生素D制剂。

- - - - - - -

4 早产儿、双胞胎，或经常腹泻及患消化道疾病的宝宝，服用维生素D的剂量要适当增加。

- - - - - - -

5 在宝宝6个月时，要及时增加辅食。

新生儿脐炎

宝宝出生后的第1周，新手父母就要接受来自宝宝的第一个考验——新生儿脐炎。有些宝宝因为家庭护理不当造成新生儿脐带炎症，严重的脐炎甚至可能引发败血症，危及生命。

（1）症状

正常情况下，生后3~7天新生儿脐带的残端就会脱落，若护理不好就会发生炎症。

轻度发炎时，在宝宝脱落的创伤面会有少量黏液或脓性分泌物，周围皮肤发红，在比较严重的情况下会出现脐部脓肿，并波及大部分腹壁，同时还会出现发热、哭闹、呕吐、拒食等现象。

（2）护理

● 保持宝宝脐部干燥。新生宝宝脐带脱落之前，不要把宝宝放在水盆中洗澡，最好采用擦浴的方式，因为将脐带浸湿后会导致延期脱落且容易发生感染。

● 新生宝宝洗澡后涂用爽身粉时应注意不要落到脐部，以免形成慢性脐炎。

● 尿布不宜过长，并要避免尿湿后污染伤口。有条件的新妈妈可用消毒敷料覆盖保护脐部，同时可以用95%酒精搽脐部，每日4~6次，促进脐带及早干燥脱落。

● 脐带脱落后，如果脐窝处仍有分泌物，可用1.5%碘酒涂在脐窝处，每日2次。脐周被碘酒涂着处可用75%酒精脱碘，以免妨碍观察周围皮肤颜色。

腹泻

腹泻是宝宝最容易患的疾病之一。如果宝宝出现腹泻，得不到及时治疗，拖延下去会对宝宝的身体健康产生很大危害，轻者影响宝宝的生长发育，重者会危害宝宝生命。

（一）腹泻的原因

常见的腹泻包括生理性腹泻、胃肠功能紊乱引起的腹泻和感染性腹泻。对于非感染性腹泻，新手爸妈需注意宝宝的饮食，哺乳期的妈妈要注意自己的饮食，通过饮食的调理可得到控制。对于感染性腹泻，因为是由病菌、真菌、病毒等引起，所以要在医生的指导下用药治疗，辅以饮食调养。

①　生理性腹泻

生理性腹泻的宝宝精神、食欲等方面表现良好，没有其他不适症状，体重增长依然在正常范围内。虽然大便次数增多，但不用过多担心。对于生理性腹泻，要坚持母乳喂养。

② 胃肠功能紊乱引起的腹泻

新生宝宝肠胃功能的调节能力比较弱，所以容易引起胃肠功能紊乱，导致腹泻。新生儿腹泻时，要减少喂奶量，一次给予宝宝过多奶水，会让宝宝肠胃负担加重，腹泻得不到控制。

如果宝宝是母乳喂养，为了宝宝的身体健康，新妈妈饮食要特别小心在意，凉的、刺激性的食物不要吃。如果宝宝是奶粉喂养，新妈妈在选择奶粉时要选择容易消化和吸收的配方奶粉。

③ 感染性腹泻

如果感染的细菌和病毒不同，那么宝宝腹泻时表现出来的症状也就不同。轻的每天大便5~6次或多达10次，低热，精神不佳，无食欲；重的每天大便会达20次，高热，呕吐，尿少。对于感染性腹泻，一定要带宝宝就医治疗，使用药物控制感染。

腹泻不仅会让宝宝营养不良，还会导致其他不良状况，如宝宝身体抵抗力降低、维生素缺乏、脱水等，严重时会导致宝宝身体发育迟缓。所以新手爸妈要仔细观察宝宝，积极地采取措施，对宝宝的腹泻进行预防和治疗。

（二）宝宝腹泻的预防

1 新妈妈要为宝宝做好卫生工作。对宝宝的奶瓶、碗、勺等所有喂养餐具要进行消毒。新妈妈要养成在宝宝每次便后洗手的习惯，在给宝宝喂奶或吃饭前，也要坚持把手洗干净。

2 对于几个月月龄的宝宝，可每天给宝宝免疫营养食品，增加宝宝对外界病菌的抵抗力。

3 不要让宝宝接触腹泻患者，以防传染给宝宝。也不要让宝宝接触有可能感染病毒的东西。

4 对宝宝的腹部做好保暖工作，以防宝宝受凉腹泻。

（三）婴幼儿腹泻的治疗

❶ 对于非感染性腹泻，可通过调整饮食改善腹泻。对于感染性腹泻，要遵照医嘱，选用适当的药物进行治疗。

❷ 由于腹泻会让宝宝体内的水分大量消失，所以及时给宝宝补充水分，可选用粥、母乳、麦茶等补水的食物。

❸ 宝宝发生腹泻，良好的护理是十分重要的。要勤换尿布，宝宝便后要用温水勤洗臀部，干净的软毛巾擦干宝宝的屁股。尿布也要及时换洗，以防止红臀及尿布疹的发生。

❹ 用手轻柔地按摩宝宝的腹部，也会起到辅助治疗的效果。

对新生儿腹泻，首先要查明原因，让医生给宝宝做全面的检查，化验大便，根据情况进行相应的治疗。由于新生儿机体耐受性差，很多家长没有经验，所以面对新生儿腹泻时，最好是先去就诊，以防宝宝病情加重。

便秘

需要特别指出的是，便秘不仅仅是排便时间间隔延长、排便次数减少。便秘必须在排便间隔延长的同时伴有大便干硬，排便时费劲，宝宝会出现哭闹、烦躁不安等。如果宝宝单纯是排便间隔时间长，但大便性状仍然是稀糊状，且排便不费劲，精神状态、食量、睡眠等一切正常，就不能说是便秘，很可能是攒肚。

判断宝宝攒肚还是便秘，要从宝宝的月龄、精神状态和大便的性状3个要素来综合分析，并不是排便次数少就是便秘。

导致便秘的主要原因

宝宝便秘，不一定是喝水少引起的。导致便秘的根本原因是肠道水分不足，导致粪便干燥、难以排出。

人体摄入的膳食纤维不足，就无法保证肠道的储水量。而宝宝的膳食纤维来源主要是母乳或配方奶。母乳通常含有丰富的低聚糖，这也是正常母乳喂养的宝宝，通常不容易出现便秘的原因。配方奶中低聚糖含量有限，如果为了不让宝宝饿着而故意增加奶粉量，宝宝摄入过多蛋白质、补水不够，则容易导致便秘。

不得不提的是，添加辅食后的宝宝出现便秘，多与辅食添加过于精细有关。此时可给宝宝准备一些富含膳食纤维的食物，且加工时不要过细，以保证宝宝摄入足够的膳食纤维。

便秘的护理及治疗

适当增加活动量：帮宝宝做做被动操。

抚触按摩：用掌根顺时针揉腹3~5分钟，每天2次。可促进肠蠕动，帮助缓解便秘。

适当使用益生菌：正确使用益生菌，有助于调理肠道微环境。

使用开塞露：需要指出的是，开塞露是一种治标不治本的方法，推荐在宝宝四五天不排便，排便痛苦，想拉又拉不出来时使用。这时用开塞露帮宝宝一次性排出宿便，但不宜依赖开塞露，使用开塞露后，应想办法纠正肠道菌群失调的问题。

呕吐

（1）症状

说起新生儿呕吐，很多新妈妈会将溢乳与新生儿呕吐混淆，二者是有区别的。

溢奶一般是从宝宝的口角边自然流出，宝宝表情很安详，不会有明显的异常表现。而呕吐则不同，通常在呕吐之前可以发现宝宝情绪不好、烦躁不安，呕吐时可见到宝宝表情痛苦，呕吐物是从胃中冲出来。

（2）护理

● 仔细观察宝宝呕吐物的性质，如果不是咖啡色或带血丝的（母亲奶头有伤口除外），也不是草绿色或粪质样物，宝宝表现得也比较正常，且肤色红润、肚子不胀、没有发热、大便正常、吐后仍然想吃东西就不要紧。

● 为了减少呕吐发生，一般在喂奶后应将宝宝竖着抱起来，让宝宝伏在妈妈肩上，然后轻拍宝宝的背部让其将吞入的空气排出来，再轻轻放平，向右侧卧即可。

● 如果新妈妈把宝宝竖立抱起后没有明显效果；或者宝宝呕吐时出现精神不好、伴有发热的现象；还有些宝宝虽然体温没有上升，但是出现拒绝进食，明显消瘦，或者是腹泻水样大便或血性大便、大便不通等，就应该立刻带宝宝去医院就诊。

肠绞痛

婴儿肠绞痛又叫肠胀气，是指3个月内的小婴儿出现的频繁的、突然性大声哭叫，可持续几小时，常常发生在夜间，而且这种哭闹很难安抚。主要原因可能与婴儿肠壁平滑肌强烈收缩有关。随着宝宝肠道功能的日益完善，即使不用治疗，通常4~6个月也可自行缓解。

肠绞痛的宝宝因为肚子胀气、腹部疼痛会表现得很烦躁，最终以大哭、排气或排便而缓解疼痛，停止哭闹。

很多小宝宝都会出现轻重不一的肠绞痛，新手爸妈该如何护理肠绞痛宝宝呢？

为宝宝按摩腹部 ＞ 父母搓热双手，可以用手掌或中间三指围绕宝宝肚脐做顺时针揉动。每次揉5~10分钟，以促进宝宝排气。

让宝宝俯卧或飞机抱 ＞ 主要是通过对腹部施压帮助缓解不适。

巧用安抚奶嘴 ＞ 通过吮吸帮助宝宝缓解压力和不适。其实喂奶也是可以的，但是有的宝宝通过频繁哺乳，会吸入过多空气，反而加重胀气。所以要根据宝宝自身情况选择合适的方式。

正确用药 ＞ 如果宝宝肠绞痛很严重，甚至影响正常的喝奶、睡觉，可以在医生指导下使用益生菌和西甲硅油。

咳嗽

新生儿呼吸道感染比较常见，易发生于春季和冬季。如果宝宝的上呼吸道被感染了，没有及时地进行治疗，可能会引发其他并发症。如中耳炎、鼻窦炎、肺炎等。

（一）呼吸道感染的症状

呼吸道传染除了流感和感冒，还包括病毒性传染和细菌性传染。流行性腮腺炎、风疹、水痘等属于病毒性呼吸道传染病。猩红热、流行性脑脊髓膜炎属于细菌性呼吸道传染病。

 流感 病症来得比较急，发热头痛，全身感觉酸痛疲乏。流涕和咳嗽症状较轻。

 感冒 感冒包括风寒、风热和暑热感冒3种。宝宝患有风热感冒时，表现为出汗多、口干、流黄鼻涕。因此，要及时给宝宝补充水分。风寒感冒表现为流清鼻涕、头痛严重、怕冷。可通过饮食调理，为宝宝身体补充各种维生素，以增强机体的抗寒能力。宝宝患有暑热型感冒时，表现为呕吐或腹泻、厌食、烦躁等，可给宝宝饮用一些清凉祛热的果汁，如葡萄汁、西瓜汁等。

 流行性腮腺炎 腮腺急性肿胀、发热、疼痛等症状。

 风疹 患病的宝宝会发低热，出现皮疹，耳后和枕部的淋巴结肿大，但全身症状较轻。

（二）减少呼吸道感染的预防措施

很多宝宝都出现反复呼吸道感染，这让新手爸妈感到很头疼，也很无助。那么如何提高宝宝抵抗力，减少呼吸道感染呢？

1 — 家中环境要保持干净整洁，经常开窗透气，使空气保持湿润和清洁。

2 — 给宝宝换衣服时，要洗净双手。

3 — 1岁内的宝宝最好母乳喂养。

4 — 给宝宝及时添加辅食，注意营养均衡，以增强宝宝的抵抗力。

5 — 多给宝宝喝水。保证充足的饮水有利于排尿和发汗，能把体内的毒素和热量排出体外。

6 — 给宝宝穿衣要适度。根据天气的变化及时增减衣服。如果穿衣太少，宝宝呼吸道的抵抗力就会减弱；如果穿衣太多，宝宝活动不方便，会影响消化。判断标准要以宝宝的后背没有出汗为适度。

7 — 带宝宝外出时，远离人群聚集的地方，以防接触带有病菌的患者。

8 — 多带宝宝进行户外活动，让宝宝多接触新鲜空气和阳光，通过日光浴和空气浴，增强宝宝适应气候变化的能力。注意雾霾天不要带宝宝外出，因为空气中含有很多有害物质。

9 — 保证充足睡眠。因为良好的睡眠能增强宝宝的体质，从而提高抵抗疾病的能力。

（三）婴幼儿呼吸道感染的治疗

1

宝宝的上呼吸道发生感染，一般表现为流鼻涕、发热、咳嗽，急性腹泻。如果是病毒感染，则病情发作迅速。面对患病的宝宝，爸爸妈妈不要太着急，可先采取药物治疗和物理治疗。药物治疗，主要给宝宝服用对症药物。物理治疗，则建议让患病的宝宝多喝水，然后用温水擦洗宝宝的身体。如果宝宝体温持续在40℃，则需要送院进行治疗，避免引发其他并发症。

如果宝宝上呼吸道发生严重感染，持续高热不退，出现抽搐症状时，或出现严重并发症，则需立即送医院治疗。

咳嗽其实是人体的一种自我保护机制，当气管受到刺激时就会出现咳嗽。咳嗽一般和呼吸道疾病有关，比如感冒、肺炎等都会引起咳嗽。但对于宝宝来说，还有一种情况会引起咳嗽，而且容易被忽视，那就是胃食管反流。

这里特别要提醒新手爸妈的是，宝宝的胃呈水平状，喂养不当很容易引起宝宝呛咳。如果宝宝躺下或晚间出现咳嗽或咳嗽加重，一定要考虑到胃食管反流的可能。

2个月内的宝宝，一旦咳嗽应该及时就医。

新生儿肺炎

新生儿肺炎根据病因不同可分为吸入性肺炎和感染性肺炎。前者多由新生儿吸入羊水、胎粪或乳汁后引起的肺部化学性炎症反应，后者多由各种病原体感染所致。

由于新生儿抵抗力低下，各器官功能发育不完善，一旦患肺炎，病情都很严重。因此，父母一定要做好日常护理，多注意观察宝宝的各种行为、表情变化。通常来说，新生儿肺炎最常见的症状就是呼吸发生变化，出现呼吸急促、拒奶或呛奶、精神萎靡或烦躁不安、反应差，严重的会出现三凹征（吸气时胸骨上窝、锁骨上窝、肋间隙出现明显凹陷）、不吃、不哭、体温低。

保持呼吸道通畅，是护理和治疗肺炎宝宝的第一要务。如果是感染性肺炎，应遵医嘱使用药物治疗。

平时，要注意宝宝所在房间的空气流通，每天通风1~2次，房间内保持一定的温度和湿度。另外，要避免宝宝着凉，特别是每次洗澡，要控制水温和房间温度，冬天室温在26~28℃，水温在38~40℃。

发热

1~6个月的宝宝很少发生感冒和其他疾病。但是等宝宝6个月以后，由于其从妈妈体内获得的免疫球蛋白在不断减少，自身产生免疫球蛋白的能力较低，所以抵抗细菌和病毒的能力较差，宝宝出现发热的现象就会比较频繁。

宝宝发热的原因有很多，类型包括感染性发热和非感染性发热。感染性发热包括细菌感染和病毒感染；非感染性发热有免疫接种反应、药物热、失水发热等。

当病菌侵入宝宝身体后，身体的防御系统为了抵御病菌，会做出各种保护反应，发热就是一种抵制病菌的保护反应。有些发热并非因为病菌感染而引起的，例如：打预防针后的发热反应；给宝宝穿的衣物过多，体热无法散去；在测量口温时，如果刚喝了温水，也会表现为发热。发热是宝宝常见的一种症状，一般宝宝的腋下体温在37~38.5℃为低热。这种状况对身体没有太大影响，某些情况下，还能促进身体康复。此时只要仔细观察宝宝的状况即可。要是宝宝精神不佳，体温持续上升，要带宝宝去医院就诊。宝宝的体温在38.5~39℃为中度发热，超过39℃为高热。中度发热和高热如果时间太长，对身体都会产生不利影响，应及时带宝宝到医院儿科门诊就诊。

（一）宝宝发热的预防

1. 宝宝所待的房间温度最好保持在20~25℃，定时开窗，保持室内通风。夏天时不要把空调开得太低，也要适时地开窗透气。

2. 让宝宝远离患病人员。患者最好不要进入宝宝的房间。新手爸妈与宝宝接触前一定要把手洗干净，然后再护理宝宝。

3. 睡觉时不要盖得太厚，带宝宝外出时要根据气温的变化及时增减衣服。一般情况下，比大人略厚一点即可。

4. 不要过多地给宝宝喂食，容易导致消化不良，出现发热。如给宝宝喂奶时，宝宝将乳头或奶嘴吐出来时，就不要再给宝宝喂奶。已添加辅食的宝宝，饮食要营养全面，搭配合理，能达到宝宝身体的需要即可。

（二）宝宝发热时的护理

当宝宝发热时，新妈妈可能因为不知怎样护理宝宝而不知所措。为了宝宝在发热时尽快康复，也为了在护理宝宝时避免一些措施的不当，新妈妈要对宝宝的发热护理有所了解。

❶　一般宝宝处于38℃以下的低热，没有不太舒服的表现时，可给宝宝多喝温水，补充体液，在家观察处理。如果宝宝出现呕吐、抽搐等症状，要赶紧送医院治疗。

新手爸妈一定要注意：低热一般不要给宝宝吃退热药，最重要的是观察宝宝状态，及时补充水分防止脱水。

❷　当宝宝体温在39℃以上时，则需要用退热药，或用物理降温方法（如温水洗浴、低室温法）。

（1）给宝宝多喝水，以促进排汗散热，防止脱水。

（2）给宝宝洗温水澡，或用温水擦拭颈部、腋下、前额、大腿根处等重要部位，帮助宝宝降温。

（3）尽量让宝宝少穿衣服，皮肤露在外面可散热降温。

如果宝宝的体温没有下降，要及时地去医院就诊。

❸　宝宝服用退热药时会出很多汗，一定要给宝宝穿吸汗性强的棉衣，并用软毛巾把身上的汗液及时擦干。衣物如果被汗液打湿，把身上的汗擦干净后，及时给宝宝更换衣物。

❹　给宝宝测腋下体温时，要把腋下的汗液擦干，以避免测出的温度不准确。

❺　让宝宝尽可能睡觉休息，良好的睡眠会促进宝宝身体的康复。

（三）宝宝退热后的护理

宝宝的发热症状经常出现反复，所以在退热后，护理工作还要坚持，不可大意。

仍要给宝宝补充水分。因为宝宝发热时出汗过多，身体失去大量水分，要注意给宝宝补水。可选择给宝宝喂母乳和米粥。

2 继续观察宝宝的体温。

3 让宝宝好好休息。因为宝宝在生病时消耗了很多的体力，因此，在退热后的3天之内，最好让宝宝在室内安静休息，不宜外出或控制外出时间。

4 给宝宝创造良好的居室环境。宝宝退热后，也要注意室内的温度是否适中，冬季以20～23℃，夏季以25～28℃为宜。

（四）宝宝发热护理中的误区

1 — 给宝宝包裹太厚，发热捂汗。给宝宝捂得太厚，身体内的热量难以散发，造成体温升高。如果出汗过多，也易虚脱，从而使身体的抵抗力更加下降。

2 — 不敢开窗透气。在宝宝生病时，担心开窗会让宝宝受风，不敢开窗，致使屋内的空气污浊，不利于宝宝康复。

3 — 过多地给宝宝饮水。宝宝在发热时要多补充水分，但饮水过量，则会增加心、肾的负担，还容易引发水中毒。只要宝宝的尿量多、不黄，唾液充足，就可以了。

4 — 随意服用退热药。随意用药会引起出血、溶血等不良反应。用药时一定要咨询医生。

5 — 乱用消炎药物。宝宝发热的原因很多，如果盲目给宝宝服用消炎药，不仅会对宝宝的肝肾功能造成损害，还会增加病菌的抗药性，使宝宝不易恢复健康。因此，一定要在医生的指导下对症下药。

6 — 随意给宝宝输液。有的爸爸妈妈认为输液效果好，宝宝好得快，所以一发热就选择输液。其实宝宝发热时，应先保证良好的休息和充足的水分，再加以口服药物治疗。只有在上述处理无法缓解宝宝发热时，才选择输液。

湿疹

婴儿湿疹是婴儿时期常见的一种皮肤病，通常在婴儿出生后第2个月或第3个月开始发生。导致婴儿发生湿疹的因素很多，既跟自身体质有关，也与外部因素有关。内因如宝宝的消化功能不良以及对某些食物过敏，就容易产生湿疹；外因如衣物用碱性肥皂洗涤，身体接触湿热、阳光、化妆品、皮毛、人造纤维、染料及外用药物等，都会诱发此病或加重其病情。湿疹也受遗传因素的影响，如果爸爸妈妈以前患过湿疹，那宝宝患湿疹的可能性就较大。

（一）学会辨别不同类型的湿疹

1 湿润型湿疹

此类型湿疹的症状是易出现于头顶、额部和面颊部，分布比较对称。仔细看，能看到小丘疹、红斑和小包，有液体渗出。口鼻周围一般不易发生。此类湿疹严重时可向躯干、四肢及全身发展，容易引发感染，所以要及时带宝宝到正规医院接受治疗。这种湿疹一般较肥胖的婴儿容易发生。

2 干燥型湿疹

此类型湿疹的症状易出现于脸上、躯干及四肢外侧。有时皮损症状表现为皮肤发红，出现丘疹，有硬性糠皮样鳞屑，结痂，没有液体渗出。皮肤发干、粗糙。此种类型的湿疹多发生于身体瘦弱、营养不良的婴儿。

3 脂溢型湿疹

此类型湿疹的症状多发生于头顶、前额、两眉间，有液体渗出，淡黄色，有油性。严重时，会向其他地方蔓延。一般1~3月的婴儿容易发生此类湿疹，等到6个月时，由于宝宝饮食的变化会自行痊愈。

发生湿疹的诱因比较复杂，不好确定，且易反复。湿润型湿疹是宝宝发生比较多的一种类型。由于湿疹会让宝宝感到瘙痒难受，自然是哭闹不安，还会去抓挠。如果抓挠出血发生感染，极易发生局部淋巴结肿大的症状，严重者会导致全身感染，从而引发败血症或毒血症。所以新手爸妈一定要保护好宝宝的皮肤。

（二）湿疹宝宝的护理

对于患有湿疹的宝宝，如果病情较轻者，在家对宝宝进行细心护理即可。重者则要带宝宝到医院进行治疗。

1　宝宝在发生湿疹期间，尽量不要外出，减少阳光直晒。在室内，要开窗通风，保持空气流通。

2　如果是母乳喂养，那么新妈妈一定不要吃过敏性食物。如果宝宝喝奶粉，可选择水解配方奶粉。

3　宝宝居住的房间温度要适当，室内温度过高，患湿疹的宝宝会感到更加瘙痒而难受不安。不要给宝宝盖得过于厚重，内衣和外衣的选择要更加注意，一定要选浅色的柔软的棉布衣服，且要宽松舒适。

4　如果宝宝的一小部位发生了湿疹，并且症状非常轻，可选用不良反应小的药膏给宝宝涂抹，但是要遵医嘱使用。

5　宝宝患湿疹的某个部位如果结痂，不是太厚，可用棉签蘸消毒后的花生油给宝宝涂抹，等第2天再轻轻擦拭干净。如果结痂较厚，可用花生油软化痂皮，让其自然脱落。一定不要看到痂皮就去揭，这样会伤到宝宝的皮肤。

6　湿疹会让宝宝产生瘙痒感，为了预防宝宝抓伤皮肤，要给宝宝剪短指甲。必要时，可将宝宝的小手用软布包起来，但要注意有没有线头缠绕在宝宝的手指上，从而影响手的发育。

7　湿疹容易复发，用药治疗到皮损消失后，仍要继续用药，进行一段时间的巩固治疗。所以宝宝发生湿疹的部位要记清，以便在巩固治疗时能找对地方。

新妈妈还要注意，婴儿湿疹的特征与其他病症，如婴儿痤疮、痱子很相似。如果看到宝宝皮肤上出现了红斑丘疹，要及时带宝宝看医生，以防延误病情。

（三）湿疹的饮食疗法

对于患湿疹的宝宝，新妈妈可采用饮食疗法，可能对促进宝宝身体的恢复有益。

1　鲜马齿苋30～60克，水煎，每日分次服用，并可配合外洗。
2　带皮冬瓜250克，切块，煮汤食用。
3　黄瓜皮30克，加水煎煮沸3分钟，分次服用。

尿布疹

尿布疹，俗称"红屁股"，是3个月以内婴儿常见的皮肤病。主要是因为宝宝的屁股长期被尿、便等刺激，或是对纸尿裤过敏。宝宝皮肤娇嫩，如果护理不当，很容易造成尿布疹。

如果出现尿布疹，新手爸妈该怎么护理呢？

首先，要保持臀部皮肤干燥。排便、排尿后及时更换尿布或纸尿裤；大便后用清水洗净，用纸巾拍干，或自然风干后再包上尿布或纸尿裤。

其次，排查过敏原。尿布疹的加重和过敏物刺激有关，因此宝宝用品，比如纸尿裤、尿布、衣服等一定要确保柔软、无刺激。

如果尿布疹较严重，在医生指导下使用激素类软膏进行抗炎治疗。

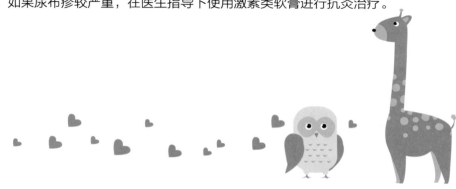

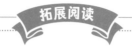

解读新生儿的特殊生理表现

马牙

有些新生儿的齿龈边缘会出现一些黄白色的小点，就很像长出来的牙齿，俗称"马牙"。新手爸妈不要太过担心，这是正常的生理现象，它是由上皮细胞堆积而成的，不是病。一般马牙不影响宝宝吃奶和乳牙的发育，也不会引起不适，出生后数月内会逐渐脱落，所以通常不用治疗。千万不要人为随意去除马牙，比如用针挑破或者用纱布硬擦，以免损伤黏膜引起感染。

掉水膘

掉水膘指的是出生后头几天宝宝的体重不升反降的现象，通常是一种生理性体重减少。这种体重下降一般不会超过新生儿出生体重的7%，最迟10天就会恢复甚至超过出生体重。这种体重下降多是由于新生儿出生后排出胎便和尿液，且通过皮肤、肺等途径丢失了过多水分，加之出生后前几天，宝宝吃奶较少等原因造成的。切记，不要因为这种生理性体重降低而随意给宝宝添加奶粉，以免影响后期的母乳喂养。

总打喷嚏

新生儿之所以会出现频繁打喷嚏，多是由于其呼吸道残留较多羊水和黏液，需要通过打喷嚏的形式排出。另外，新生儿鼻腔黏膜非常敏感，鼻腔结构发育不完善，对外界冷热刺激、灰尘、烟雾等反应强烈，一旦受刺激，就会表现出频繁打喷嚏。打喷嚏是宝宝的一种自我保护机制，只要不伴随发热、咳嗽等其他症状，爸爸妈妈不用过于焦虑。

乳房肿胀

有的新生儿出生后3～5天会出现乳房肿大，有时还会分泌少量类似乳汁的液体。这种现象的出现多是由于母亲在妊娠末期，雌激素和孕激素通过胎盘传给胎儿，这些激素刺激胎儿乳腺发育，但不会对宝宝身体造成影响。离开母体后，宝宝体内的雌激素逐渐消失，乳房慢慢恢复正常。

女宝宝假月经

有些女宝宝刚出生的1周内，阴道可能流出少量血样黏液分泌物，家长会发现纸尿裤上有血迹分泌物，这就是新生儿假月经，是正常生理现象，不需要特殊治疗。这是因为妊娠后期母亲雌激素进入胎儿体内，出生后，雌激素供应突然中断，形成类似月经的出血。

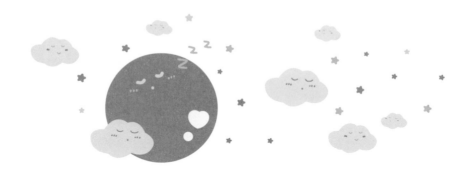

Part 7

新爸爸的
月子任务

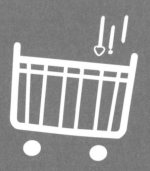

坐月子不只是新妈妈一个人的事情，新爸爸也需要做很多事情。月子期间的新妈妈由于刚生完宝宝，身体需要有一个恢复期，这个时候，大部分的工作就要由新爸爸来完成，如照顾新妈妈的生活起居、打扫卫生、帮新妈妈带宝宝、家庭财政规划……所以新爸爸也是很辛苦、很伟大的。

新爸爸也要预防抑郁症

初为人父的新爸爸，面对着可爱的宝宝，应该是特别高兴和自豪，有些新爸爸却会出现下列症状：脾气变得比以前暴躁，对做事感到很无趣并有焦虑感，与伴侣经常发生矛盾，甚至会对自己的宝宝产生一种厌烦的感觉，偶尔还会有恶心、呕吐等问题。这是怎么回事呢？有专家解释，有些新爸爸在宝宝出生后，也会像新妈妈一样产生产后抑郁症。

新爸爸产生抑郁症的主要因素

❶ 对角色转换的不适应

现在的新爸爸大多是独生子女，以前在家中都是被父母宠爱，处于被爱的地位，当自己的宝宝降临时，如果还没学会把自己的爱奉献出来，而自己的家人又要把所有的关注点都放在宝宝身上，那新爸爸的心中就会产生落差感，从而心情抑郁。

❷ 对忙乱生活的不适应

在宝宝出生后，以前的生活节奏就被打乱了。由于宝宝和新妈妈都需要精心照顾，所以很多事情需要新爸爸上阵，比如给宝宝冲奶粉、换尿布等。如果宝宝夜里哭闹，对于白天上班很辛苦的新爸爸来讲，就要忍受这份折腾，要是不懂得如何抱宝宝和哄宝宝，面对宝宝的哭闹，新爸爸可能就会觉得无能为力。时间久了，得不到充足的睡眠，他们就会感到精力不济，身心都很疲乏。

❸ 对家庭经济感到有压力

宝宝的到来，会给家庭增加很大一笔开支，比如买奶粉、请保姆、给宝宝买衣服等都是一笔不少的费用。新爸爸作为家庭的经济支柱，如果事业还处在拼搏阶段，自然心中就会产生压力感。

❹ 来自家庭关系变化的压力

可爱的宝宝一来到这个世界上，接受的不仅是爸爸妈妈给予的爱，还被爷爷奶奶、姥姥姥爷宠爱着。两家的父母可能会由于育儿的方式、想法不同而产生分歧，作为夹在中间的新爸爸，可能会感到左右为难。如果新妈妈心理脆弱，也将怨气发到新爸爸身上，时间久了，新爸爸疲于应对，自然会产生压力。

❺ 夫妻间亲密行为减少

曾经的两人世界，夫妻间是卿卿我我，十分亲密。有了宝宝后，新妈妈的关注重心就转移到了宝宝身上。当新爸爸的生理和情感需要被忽略的时候，就会精神压抑，心情低落。

❻ 社交生活的断绝

宝宝的出生，让新爸爸在周末不能外出，不能和朋友聚会，不能自由地拥有自己的生活，长此以往，新爸爸可能就会产生一种孤独感。

新爸爸产后抑郁症的预防和治疗

新角色的扮演需要良好的心态，新爸爸要尽快适应这种变化，耐心积极地面对一切。

❶ 增加沟通，减少责备，让家庭关系变和谐

作为新妈妈而言，照顾宝宝虽然很辛苦，但是为了家庭幸福，尽量让自己的情绪变得平稳与和缓，不要因为新爸爸照顾不周而责备他。如果新爸爸在照顾宝宝的过程中，不断得到鼓励，就会越发提升自己的责任感。

在养育宝宝方面，如果与长辈的意见产生分歧，为了不让新爸爸有心理压力，就要有策略地与长辈进行沟通，避免夹在中间左右为难。新爸爸在下班后，也要主动地帮助新妈妈分担家务，如给宝宝换尿布，在宝宝哭闹的时候，多哄哄宝宝，既增加了和宝宝交流的机会，也让新妈妈因为得到了关爱而感到安慰，从而让夫妻关系变得更加亲密。

❷ 让忙乱的生活节奏变得张弛有度

如果新妈妈和新爸爸带宝宝都感到很疲乏了，可考虑让老人暂时帮着带一下，或请个保姆，让新手爸妈得到一定的休息。夫妻俩可在每周抽出一点时间给自己，重新回到二人世界，消除新爸爸被忽略的感觉。

❸ 学会良好沟通，疏导不良情绪

新爸爸如果感到抑郁时，一定要学会主动地对自己进行疏导，把不良情绪释放出去，如把自己的烦恼向家人或朋友倾诉，把一些软的东西（枕头、玩具等）当作发泄对象，或者选择一个高处大声喊叫，把体内的垃圾情绪统统排出体外。另外，运动也是一种比较好的解压方式，如跑步、打球、爬山……运动有助于转移注意力，排解情绪压力。同时，还可以采取听音乐、读笑话、写日记的方法为自己减压，甚至偶尔哭一哭也无妨。

新爸爸如果在经济问题上感到有压力，可以和妻子、家人多商量，不要一个人在心里闷着。

❹ 与朋友多聚会，减少自己的孤独感

如果感觉自己和别人有距离感，可以找那些同样初为人父的人，聚一起，聊聊共同的话题；或者跟妻子协商好，抽个时间安排和朋友小聚一下。这样可以缓解新爸爸的孤独感。

❺ 寻求心理咨询师的帮助

如果新爸爸在采取种种自我调节方式后仍难以排解，就要找心理咨询师求助。

男性产后抑郁症不仅给宝宝的成长带来不良影响，对自己也会产生严重后果——对工作、对生活感到消极悲观，甚至会出现暴力倾向等。

所以对那些被产后抑郁症所折磨的新爸爸来讲，一定不能忽视它，要积极努力战胜它。

做好爸爸，更要做好丈夫

家里多了一位可爱的家庭成员，自己也正式升级为父亲了，新爸爸那种喜悦之情自然不用说。但是，在努力去做个好爸爸的同时，请新爸爸也不要忘记自己的另外一个身份——好丈夫。因为，新妈妈在这个时候，比以往任何时候都需要你。

爱做家务的丈夫是好伴侣

新妈妈刚生完宝宝，身体需要恢复，不能够劳累，不能够做太多的体力劳动。这个时候就轮到新爸爸出场了。如果你是一名好爸爸，就应该在这个时候将家务事揽入自己手中，帮助新妈妈分担身上的重担。

那么，对于以前经常不干家务的新爸爸来说，应该从何做起呢？

首先，新爸爸需要洗衣服，因为产后的新妈妈会比较容易出汗，需要经常换衣服，而宝宝的衣服更是要勤换洗，因此洗衣服就是必不可少的家庭劳务。

新爸爸要保证一周至少洗2次衣服，在每次洗完后，将衣服晾干、叠好、收起来，这样新妈妈和宝宝才会有干净衣服穿。

然后，新爸爸还需要打扫厨房和浴室。虽然，清洁这两个地方是最困难和最耗时间的，但是，为了新妈妈和宝宝的饮食干净、身体健康，这个环节也一定不能少。

新爸爸除了打扫房间、洗衣服外，还应该帮助新妈妈照顾宝宝。虽然有些新爸爸觉得这些事情婆婆妈妈的，不是大男人干的，但是给宝宝换尿布也是与宝宝交流的一个好机会。

宝宝哭闹的时候，多抱一抱、哄一哄宝宝。白天上班时帮不上新妈妈的忙，等晚上下班后，就主动替换一下新妈妈，多和宝宝待一会儿。

可以在新妈妈喂完奶后，让她抓紧时间休息一会儿或睡一觉，由自己来照顾宝宝，或者和宝宝玩一会儿。如果有条件的话，可以把宝宝抱到另一个房间去，别让宝宝的哭声惊扰新妈妈。

虽然，你不能替新妈妈给宝宝喂奶，但是可以替她看护宝宝，可以让她获得更多的休息时间。也许新妈妈不一定睡得着，但这份关爱会让她感觉非常欣慰。新妈妈心情好、休息好，对乳汁的分泌是非常有益的。

同时，你还要精心为新妈妈安排饮食，让新妈妈摄入足够的营养。如果新妈妈暂时奶水不足，应想办法为她制作催乳食品，鼓励她不要轻易动摇坚持母乳喂养的决心。只有新妈妈营养好，才能为宝宝提供优质足量的乳汁，才能保证母子健康。

学做超级奶爸

如何给宝宝换尿布

新爸爸除了要多做些家务以外，也要帮助新妈妈给小宝宝换尿布。对于初为人父的新爸爸来说，肯定操作起来会手忙脚乱。因此，这里我们给新爸爸介绍一些相关技巧，帮助新爸爸轻松学会换尿布。

（一）换尿布须知

刚出生的宝宝，一般是15分钟左右就会尿1次。如果不及时更换宝宝会出现"红屁股"。

什么时候应该换尿布？如果尿布外层颜色黄黄的，或是捏起来有湿重的感觉，就可以换新的了，一般需要1小时换一次。

通常宝宝喝完奶是最佳的换尿布时机。换尿布时，可以顺便检查一下宝宝的排泄器官，看看男宝宝的阴囊是否有水肿，女宝宝尿道口的分泌物是否干净、无异味。

（二）换尿布的准备工作

新爸爸在换尿布之前应该做好准备工作。

1· 准备好洗晒干净的尿布、宝宝专用护肤霜，并将它们放在容易拿到的地方。

2· 将门窗关好，用暖气或热水袋等将尿布烘暖。

3· 准备一块用来擦洗宝宝的专用毛巾和一小盆温水，用宝宝专用湿纸巾也可以。

（三）换尿布的具体步骤

换尿布时，先在女宝宝下身铺一块大的尿布垫，以免突然尿尿或拉大便，把床单、衣物弄脏。男宝宝最好用一片尿布盖在小生殖器上，以免小宝宝搞"突然袭击"。

用左手轻轻抓住宝宝的两只脚，主要是抓牢脚踝，将两腿轻轻抬起，右手把脏尿布撤下来，再用右手拿湿纸巾或湿软毛巾擦拭宝宝的臀部和会阴部，然后换上干净尿布，把褥裤整理好。

如果宝宝有大便，最好先用温水清洗一下宝宝的小屁股，再拿软布吸干水后换尿布。

如果新爸爸给宝宝使用的是纸尿裤，最好先将宝宝的纸尿裤脱到小腿，再垫上摆好的纸尿裤，用最快的速度粘扣好，同时要注意别让宝宝的肚子受凉。

最后，检查纸尿裤腰部的粘扣是否合身，太紧会勒伤宝宝的肌肤，太松尿液容易侧漏渗出。松紧度以爸爸的小拇指能放进去为宜。

另外，在更换尿布时，需要特别注意尿布不要盖住肚脐，后方要达到宝宝的腰部，如此可减少沾湿肌肤的部分，同时可保持肚脐的清洁。

让尿布没有大便的法宝

如果给宝宝使用尿布，需要每天清洗。其实，洗尿布并不算什么，万一尿布上有宝宝的大便，清洗起来就比较麻烦了。这里，介绍一个让尿布没有大便的方法。

不满一月的宝宝，大便是没有什么规律的，怎么能让尿布上没有大便呢？这个法宝就是"隔尿垫巾"。

隔尿垫巾是一种非常轻薄的无纺布，它能渗水，但是不能渗漏固体。所以，只要在换尿布的时候，在尿布上加一层隔尿垫巾，就可以让粪便留在上面。宝宝一旦大便，直接把隔尿垫巾扔掉就可以了，而尿布上不会有宝宝的大便。

隔尿垫巾单张都很大，可以把它剪成小块来使用。

如何给宝宝洗澡

适当地给宝宝洗澡不但能保证宝宝的清洁，还可以促进宝宝的新陈代谢，提高宝宝对环境的适应能力。

给宝宝洗澡，对于没有经验的新爸爸来说，需要学习和注意的东西很多。

（一）多长时间给宝宝洗一次澡

有些新爸爸每天都给宝宝洗澡，其实平均1周给宝宝洗1～2次澡就够了。

在给宝宝洗澡时，要把稳一个浑身泡沫、肉乎乎的小家伙的确很难，所以一定要小心地抓牢他。通常宝宝会很享受温水沐浴的感觉。

宝宝的皮肤非常娇嫩，一般说来，对热水的耐受力也比成人差得多。所以，如果你觉得水温稍微有些凉，那么，这个温度对宝宝就是合适的。

（二）在哪里给宝宝洗澡

使用大人的标准浴缸给宝宝洗澡，就不得不跪着或艰难地弯下腰，而且这样做还不容易掌控宝宝的活动。所以，在洗碗池里放个塑料脸盆给宝宝洗澡，或使用小号的塑料婴儿澡盆对你来说才是不错的选择。

（三）怎样给宝宝洗澡

❶ 准备好为宝宝洗澡需要用到的所有东西，包括婴儿沐浴露、婴儿洗发液和毛巾。

❷ 在澡盆里放5～8厘米的水，水温控制在37～40℃。

❸ 慢慢把宝宝放进澡盆里，用一只手托住他的头颈部。在洗澡过程中，不时撩水到宝宝身上，好让他不会感到太冷。

❹ 洗澡时，用手、浴巾或婴儿洗浴海绵从上到下、从前往后地给宝宝打上婴儿沐浴露。其实也可以直接用清水洗。

用湿润的棉球清洗宝宝的眼睛和面部。至于宝宝的生殖器，用常规方法清洗就好。

如果宝宝的眼角或鼻腔有分泌物堆积，要先用蘸湿的浴巾轻拍几下，使它们变软后再擦拭掉。

⑤ 用一块清洁的浴巾把宝宝的全身擦洗干净。

⑥ 把宝宝裹在儿童浴袍或大浴巾里轻轻拍干。如果宝宝的皮肤干燥，或有轻微的尿布疹，给他抹些柔和的润肤乳液。

（四）哪些情况不宜给宝宝洗澡

在温暖的环境里，宝宝容易大量出汗，给宝宝洗澡，可保持宝宝的皮肤清洁。但出现下列情况时，则要暂停给宝宝洗澡。

1

宝宝发热、呕吐、频繁腹泻时，不能给宝宝洗澡，因为洗澡后全身毛细血管扩张，易导致急性脑缺血、缺氧而发生虚脱和休克。

2

如果宝宝打不起精神，不想吃东西甚至拒绝进食，有时还表现得伤心、爱哭，这可能是宝宝生病的征兆。这种情况下给宝宝洗澡势必会导致宝宝病情加重。

3

宝宝发生烧伤、烫伤、外伤，或有脓疱疮、荨麻疹、水痘、麻疹等，不宜给宝宝洗澡。这是因为宝宝身体的局部已经有不同程度的破损、炎症和水肿，洗澡有可能加重不适，引发感染。

如何照顾好宝宝

当宝宝呱呱坠地的那一刻，在为一个新生命感动之余，很多新爸爸都会慌了手脚，不知该如何照顾这个柔弱的小生命。

初为人父，好多陌生的问题接连不断：宝宝哭了、宝宝尿了、堆积如山的尿布……这些让新爸爸真的不知道该怎么办了。就让我们来指导一下新爸爸，帮助新爸爸轻松照顾好宝宝。

①　宝宝打嗝

通常宝宝会在吃完奶后打嗝，这叫"奶嗝儿"，是有助于宝宝消化的正常现象。下次宝宝有打嗝儿意愿的时候，你可以轻拍或者轻抚他的后背，让宝宝更舒服地完成这个消化程序。

②　宝宝爱含手指

所有宝宝都有这个喜好。可以选择适合宝宝的安慰奶嘴，在他们需要的时候提供帮助。

③　怎么抱宝宝

● 可以一手托住宝宝的小屁屁，另一只手放在他的后背上，记住动作要领是始终从后面支撑住他的脖子和头。然后，用眼光温柔地注视他，和他轻声说话。你会发现他的回应让你很感动。

● 慢慢地、轻轻地摆动小宝宝的双腿，就像扶着骑自行车一样。这样有助于宝宝的骨骼和肌肉的生长。而且，你也会发现这是一项不错的运动，可以加强你的二头肌。

④　宝宝哭了

首先，新爸爸需要找到宝宝哭的原因。饥饿和困乏是两大主要原因，另外如尿布湿了、气味过敏、冷了、热了或者他只是想让你注意他、抱抱他等，这都可以导致宝宝哭泣。

除了以上原因，还有一些很特别的原因，要仔细观察宝宝才会发现。比如也许是奶瓶的奶嘴没有开孔，或者是尿布的某个角儿不够平顺，让他感觉不舒服。

当以上检查全部做过一遍后，如果仍没有发现什么，建议你再检查一遍。而且，一般在哭了30分钟后，宝宝会累，所以哄他再次入睡也许是你下一项任务。

如果在经过以上步骤后，宝宝仍然哭闹不止，建议你带他去看医生。

小贴士

使哭闹的宝宝平静的办法

- 抱着他去散散步。宝宝往往喜欢你用"宝宝抱"背着他或把他"吊"在胸前走来走去，不停地移动。
- 如果宝宝边哭边用力踢腿，那可能是他岔气了。这时，你可以轻轻地摇动他的腿，轻抚他的肚子，或者让他趴在你的膝上，轻抚他的背。

为妈妈创造舒适氛围

新爸爸除了要照顾好宝宝以外，也不能忘了新妈妈。新爸爸需要多给新妈妈一些鼓励与支持，帮助新妈妈营造良好的月子氛围，让新妈妈舒服地度过这一难忘时光。

① 帮助新妈妈恢复身体

新爸爸应该努力承担家务和照顾宝宝的责任，让疲惫的新妈妈美美睡上一觉，尽快恢复体力。而新妈妈在产后比较虚弱，加上生产时体力消耗较大，所以还要给新妈妈加强营养，多进食流质和半流质的食物，这有助于乳汁的产生。同时给她一个安静、舒适，干净的休养环境。

② 精神安慰不可少

新妈妈会因为角色的变换、体内激素水平的变化、家庭关系、环境因素、宝宝抚养、睡眠不足、家庭经济状况等问题而让自己心情抑郁。

究其原因，是因为很多家庭过分关注宝宝，而对新妈妈不够关心和照顾，也易使其产生失落感，导致抑郁。

因此，月子期间，新爸爸应该对新妈妈的精神变化有所了解，尽量创造良好的家庭环境，分担更多的责任，减轻新妈妈的体力和精力上的压力，避免各种家庭纠纷。

当新妈妈发生行为和精神异常时，不应歧视或者责备她，应当给予精神安慰、家庭的支持和关怀。如果新妈妈有严重的产后抑郁症，需要求助于精神科医生进行治疗。

③ 共同建立哺乳信心

哺乳看起来是新妈妈的事，但实际上和新爸爸也有很大关系。由于产后初乳的分泌量较少，加之部分乳腺导管不通畅、乳头较短，宝宝吸吮较为困难等原因，使得乳腺早期容易堵塞，发生乳腺炎。因此，会有很多新妈妈产生怕疼、担心乳汁不够等心理障碍。

所以，新爸爸在心理上、行动上都应该给予新妈妈支持和鼓励。让新妈妈保证足够的营养、充足的睡眠，良好的情绪，随时关注她的健康状况，一起渡过母乳喂养难关。

④ 禁止性生活

在月子期间，为了新妈妈的身体健康，要绝对禁止性生活，因为子宫创面尚未完全修复，如果为了一时之欢而忘了"戒严令"，很容易造成产褥期感染，甚至造成慢性盆腔炎等不良后果。

过了产后42天，如果检查正常，可恢复夫妇间的性生活。性生活时一定要采取可靠的避孕措施，在哺乳期的闭经复潮前也有可能受孕。因此，保护妻子不在月子后马上怀孕也是对妻子爱的表现。

⑤ 做好家庭成员协调

宝宝出生后，两口之家变成了三口，加上夫妻双方的父母或者月嫂，家里的成员就更多了，因此，协调各种关系也成了新爸爸月子里的重要工作之一。

由于这些人可能会对月子里妈妈的衣食住行以及宝宝的抚养方法产生比较大的分歧，这时新爸爸应当利用自己掌握的知识，给予合理的调节。在新妈妈的营养和口味方面，应当尊重新妈妈的个人意愿。

在出现家庭纠纷时，应当首先控制好自己的情绪，引导和化解矛盾。

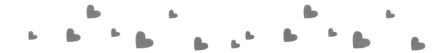

新爸爸的操心事

新妈妈生完宝宝，一家人都沉浸在和宝宝共度天伦之乐的喜悦中。但是，在欢乐之余，新爸爸则要考虑不少操心事。对此，我们为新爸爸提出一些建议，希望可以帮助新爸爸解决这些困扰。

如何找到称心如意的月嫂

月嫂在我国还属于一种新兴职业，专业月嫂都是经过培训的，她们具备科学照顾新妈妈和宝宝的知识。新爸爸如何才能找到满意的月嫂呢？

❶ 从哪里获得月嫂信息

一般来讲月嫂公司都在各个妇产医院派有专人做宣传，会发一些宣传单等。月嫂公司一般也都在妇产医院旁边，新爸爸可以先了解公司规模及服务内容。

去月嫂公司参观时，一定要找机会和月嫂们聊几句，从她们口里你可以得到一些你需要的信息。

❷ 公司签合同好还是私签合同好

如果你选择和月嫂公司签，这种方法的好处是如果不满意月嫂可以随时请公司换人，而且如果出现意外事件，如有纠纷，可以找公司，相对更可靠。而缺点就是费用高。

私签最直接的好处就是对月嫂了解，因为一般都是由朋友介绍的。另一个好处就是费用较低，通常可以省将近1000元。你可以给月嫂买点实惠的礼物。而且往往这样的月嫂经验足、口碑好，另一方面，她也希望得到你的认可，再把她介绍给你的朋友，因此照顾你和宝宝会更上心。

私签合同的缺点是一旦出现大家意想不到的事情，就不太好处理，如涉及赔偿的话，几乎很难解决。

另外需要注意的是，即使是私签也要事先约定好，有几天的试用期，如果不合适，合同就自动终止。

③ 月嫂应具备的护理知识

在挑选月嫂时，应该注意询问月嫂所掌握的护理知识，这对你评价她是否专业十分重要。合格的月嫂应具备以下两大方面的护理知识。

（1）新妈妈方面

● 生活护理

保持室内空气清新，观察新妈妈的身体情况（主要是乳房、恶露、大小便），清洗、消毒新妈妈衣物，在新妈妈不能自理时帮助新妈妈擦洗身体，照顾新妈妈饮食。

● 乳房护理

帮助新妈妈清洗、热敷、按摩乳房，减轻乳房胀痛，指导新妈妈正确的哺乳姿势。

● 产后恢复

帮助新妈妈恢复体形，指导新妈妈做好产后恢复操。

● 营养配餐

合理安排产妇饮食，为新妈妈制作营养餐。

● 心理指导

主动和新妈妈沟通，交流育儿心得。

（2）宝宝方面

● 生活护理

保持室内空气清新，料理宝宝的饮食起居，给宝宝喂水、喂奶、洗澡，换洗宝宝的尿布和衣物。

● 专业护理

为宝宝测量体温，对宝宝脐带进行消毒，对尿布、毛巾、奶瓶等宝宝生活用品进行清洗、消毒，观察宝宝大小便及黄疸消退情况。

● 常见病护理

观察宝宝身体有无异常，预防尿布疹、鹅口疮等常见病的发生，发现异常及时提醒并协助护理。

● 潜能开发

为提高宝宝抵抗能力和协调能力，开发潜能，酌情给宝宝做抚触和宝宝操，并指导新妈妈掌握这些技能。

做好财务预算

从怀孕到生宝宝、坐月子，对哪个家庭来说都是一笔不小的花费。这时新爸爸就要有个理财计划了，好的经济基础也能让新妈妈少一份担忧，有利于新妈妈的身心健康。

1　设定财务目标

月子理财计划的一个关键就是设定你的财务目标。每个家庭的财务目标都不一样，这取决于你们的价值体系和你们希望获得什么。比如，你是否需要请月嫂等等，而这个财务目标应该在宝宝出生之前就开始设定。

可以问问自己："我们哪里花钱最多？我们能否调整我们的生活方式？我们怎样降低我们的食品、娱乐、交通和衣物的开支？"并估算出你需要花多少钱，计算出每月你能存下多少。

2　目标储蓄记录

一旦你定下了目标，就要设立优先次序，然后决定你何时需要钱，并估计需要多少。

如果目标是存下8000元来装饰婴儿房，那么就应该研究一下具体的费用，包括买一张婴儿床、一张床垫、一张可变桌子、一盏灯、一张摇椅等的支出。然后根据预算进行规划。

③ 做出需求清单

需求清单可以提醒你，你和宝宝的需求都是值得的，但是可能没有钱随时购买想要的东西。当新的需求不断出现时，把它们写下来。

你在购物时如果看到某样需要的东西时，先看看它是否比单子上的其他东西重要，再决定是否列入清单。列出你最需要的。

做一张需求单能帮助你更好地控制不必要的花销，减少冲动消费。

月子的理财计划需要提前进行，只有充足的时间，才能够做好充足的准备。

给宝宝上户口

可爱的宝宝出生后，随之而来的一件事就是要为宝宝落户口了。新生儿落户的问题看似简单，但如果新爸爸粗心，总是带不全证件，就要多跑好几趟腿了。所以新爸爸在做这件事之前，一定要把所需材料准备齐全。

下面是为宝宝落户要携带的材料，供新爸爸参考。

1 — 宝宝出生时医院填发的《出生医学证明》；如果《出生医学证明》丢失了，可到原发证医疗机构补办后办理。

2 — 爸爸妈妈的《居民户口簿》《居民身份证》《结婚证》。

3 — 宝宝妈妈户口所在地的计划生育部门出具的《生育服务证》（随父申报出生登记的，该证需到母亲户口所在地计划生育部门办理迁出手续）。

4 — 如果爸爸妈妈是在部队任职的，则需提供所在部队团以上政治部门的证明及本人身份证件。